居家康复指导丛书

女性疾病居家康复指导

丛书主编　燕铁斌

主　　审　李旭红　曹泽民

主　　编　邓丽明

副 主 编　祖月娥　胡进晖

U0233095

电子工业出版社·

Publishing House of Electronics Industry

北京·BEIJING

图书在版编目（CIP）数据

女性疾病居家康复指导 / 邓丽明主编 . —北京：电子工业出版社 , 2019.11
（居家康复指导丛书）
ISBN 978-7-121-35668-1

Ⅰ . ①女⋯　　Ⅱ . ①邓⋯　　Ⅲ . ①妇科病 – 康复训练　　Ⅳ . ① R711.09

中国版本图书馆 CIP 数据核字 (2019) 第 007186 号

责任编辑：汪信武
印　　刷：北京富诚彩色印刷有限公司
装　　订：北京富诚彩色印刷有限公司
出版发行：电子工业出版社
　　　　　北京市海淀区万寿路 173 信箱　　　　邮编：100036
开　　本：720×1000　　1/16　印张：10　　　字数：163 千字
版　　次：2019 年 11 月第 1 版
印　　次：2019 年 11 月第 1 次印刷
定　　价：78.00 元

凡所购买电子工业出版社图书有缺损问题，请向购买书店调换。若书店售缺，
请与本社发行部联系，联系及邮购电话：（010）88254888，88258888。
质量投诉请发邮件至 zlts@phei.com.cn，盗版侵权举报请发邮件到 dbqq@
phei.com.cn。
本书咨询联系方式：QQ 20236367。

居家康复指导丛书

《女性疾病居家康复指导》编委会名单

主　审　李旭红　曹泽民
主　编　邓丽明
副主编　祖月娥　胡进晖
编　者　（以姓氏笔画为序）
　　　　王　萌（中南大学湘雅三医院）
　　　　王丽娟（中南大学湘雅三医院）
　　　　王昭君（中南大学湘雅三医院）
　　　　邓丽明（中南大学湘雅三医院）
　　　　石汝婷（中南大学湘雅三医院）
　　　　朱芳仪（自由职业）
　　　　向　娟（中南大学湘雅三医院）
　　　　向亚利（中南大学附属第五医院）
　　　　刘千瑜（中南大学湘雅三医院）
　　　　江红玉（南华大学附属第二医院）
　　　　孙绍丹（中南大学湘雅三医院）
　　　　严文广（中南大学湘雅三医院）
　　　　李旭红（中南大学湘雅三医院）
　　　　杨　硕（中南大学湘雅三医院）
　　　　邹　密（中南大学湘雅三医院）
　　　　张秀兰（中南大学湘雅三医院）
　　　　罗雄军（中南大学湘雅三医院）

周罗治非（中南大学湘雅三医院）

周艳华（中南大学湘雅三医院）

胡　芳（中南大学湘雅三医院）

胡进晖（湖南省人民医院）

侯　巧（中南大学湘雅三医院）

姜凌辉（中南大学湘雅三医院）

祖月娥（长沙市妇幼保健院）

高　星（自由职业）

曹泽民（中南大学湘雅三医院）

彭　静（中南大学湘雅三医院）

曾小玲（中南大学湘雅三医院）

谢　芬（中南大学湘雅三医院）

谢　熹（自由职业）

黎晶晶（中南大学湘雅三医院）

运动康复方案设计	王昭君　邓丽明
中医调理方案设计	向　娟　孙绍丹
营养方案提供	王　萌
图片摄影	高　星　王昭君
视频制作	邹　密　王昭君　邓丽明
图片、视频模特	朱芳仪　谢　熹
绘图	卢忠仁

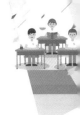

总　序

　　现代康复医学起源于 20 世纪 40—50 年代，那时的世界正处于动荡期，战争及其随后爆发的各类疾病给人类带来了巨大的伤害！即使医务人员全力救治，也只能留住患者的生命，大量生存者遗留了各种身心方面的功能障碍，严重影响了病、伤、残者的生活自理能力及其正常回归家庭和社会。因此，医疗先驱们在救治病伤员的同时，开始关注救治对象的功能恢复和改善，并积极尝试采用不同的治疗方法，以期最大限度地帮助患者正常回归家庭和社会。为此，催生了一门新的临床医学学科——康复医学（rehabilitation medicine）。

　　进入 21 世纪以来，随着全球经济的发展，国际康复医学进入了发展的"快车道"，与临床各学科相互渗透、融合，涉及几乎所有疾病的全过程，从发病早期就介入的重症康复，到疾病恢复期的社区康复和居家康复，以及生命终结期的康复（国内称之为"临终关怀"），可谓是全生命周期的覆盖了。

　　对比国内，中医康复的理念历史悠久。早在 2000 多年前的《黄帝内经》中就提出了今天神经康复领域中推崇的"阴阳平衡"理念；而《吕氏春秋》中提到的"流水不腐，户枢不蠹"的动静结合观点，更是对今天"生命在于运动"的完美诠释。但从理念和体系上与西方医学模式比较一致的现代康复，则起源于 20 世纪 80 年代中期。其里程碑标志是当时的卫生部要求在全国高等医学院校的临床医学专业中开设康复医学课程，普及现代康复医学知识。彼时，各类《康复医学》教材及书籍成为了普及现代康复医学的最好载体。

　　进入 21 世纪后，特别是"十三五"以来，随着国内经济的发展、全民医疗的实现，以及慢性病、老年人口的增加，康复对象不断增多，康复市场不断拓展。而党和各级政府对康复的重视，进一步推动了国内康复的全面提速发展。此外，分级诊疗模式下的医院－社区－居家康复一体化的出现，使得康复理念已经开始从医院延伸到社区、家庭。患者及其家属越来越不满足传统的院内康复，渴望能了解康复、参与康复。因此，迫切需要一些能指导病、伤、残后康复的专业知识科普化的书籍。

为了适应当前急需了解康复知识的市场需求，在电子工业出版社有限公司的大力支持下，我们组织了国内一批从事临床康复的专家，编写了这套"居家康复指导丛书"。本套丛书的编写宗旨一是普及康复理念，让患者及其家属能比较容易地找到适合自己病情的康复方法；二是介绍一些常用的可以在社区及家庭开展的适宜康复技术，方便患者及其家属在社区和家庭开展自我康复。

本套丛书在内容编排上力求文字简洁，通俗易懂。为了方便家庭使用，每本书还尽可能配了一些简单易学的图；同时，采取的是一本书针对一种（类）疾病的居家康复，希望每一本书都能成为一个独立的家庭康复医生。

将专业人员容易理解的枯涩的专业知识转化为普通群众（病患者及其家属）易于理解，且在家中可以为其提供指导的科普康复书籍，并非容易之举！远较编写学术专著更难。本套丛书从选题到定稿历时 2 年，后续还将根据临床需要推出新的分册。丛书的读者对象主要为病、伤、残者及其家属，同时也可以作为社区医务人员了解康复的入门读物。

虽然各分册主编及全体参编专家竭尽所能用通俗易懂的语言来介绍专业知识及技术，但仍恐遗留不足，尚祈读者阅读时不吝赐教，以便再版时修订。

最后，感谢参加本套丛书编写的全体专家及工作人员为本套丛书的顺利出版所付出的辛勤劳动。

谨以此为序！

中山大学孙逸仙纪念医院

2019 年 5 月

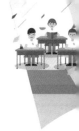

前　言

　　健康是生命之本，拥有健康的体魄是每个人的美好心愿。但随着现代社会生活节奏的加快，人们生活压力不断增加、生态环境不断被破坏，各种健康问题频频来袭，女性疾病的发病率也有逐年上升的趋势。

　　女性疾病是女性的常见病、多发病。随着社会进步、科技发展、医疗环境不断改善，医疗设备越来越先进，女性疾病的诊疗水平也在不断提升，但是对女性疾病的预防和治疗后的康复处于滞后状态，尤其是在居家自我预防和自我康复方面，缺乏正确规范的指导，这不仅影响治疗效果及女性生活质量，更影响到一个家庭的幸福。女性疾病不仅需要良好的医疗手段，更迫切需要有一套简单易行、正确规范的居家疾病预防及自我康复的方法，使广大女性朋友拥有自我预防和自我保健的能力。引导其转向医院－社区－家庭三位一体的预防、治疗和康复的模式。女性健康，关乎着女性的生活质量，关乎万千家庭的幸福。我们编著《女性疾病居家康复指导》，目的在于把简单易学，通俗易懂，富有科学性、趣味性的居家康复、居家预防方法普及给大家，提升居家康复意识，减轻家人及社会负担，提高女性生活质量。

　　该书从女性各种疾病的病因、病理、诱发因素、临床表现到居家饮食、中医调理、自我心理调控、居家运动康复指导等方面深入浅出地进行解析，具有涉及面广、实用性强的特点，收集了目前国内外女性相关疾病新的康复技术并将其简化、通俗化后分享给广大读者。

　　全书分为七章，第一章简单介绍了女性生殖系统解剖结构及生理功能；第二章阐述了各种内镜手术后家庭康复护理和家庭自我运动康复、中医调理；第三章对女性更年期综合征的发生原因、临床表现、预防、康复措施等方面做了详细介绍；第四章是女性羞于启齿的性功能障碍问题，详述了女性性功能障碍的发生原因、临床表现、自我防范及应对方案；第五章从女性生殖系统常见肿瘤的防治和正确康复的必要性出发，讲述了子宫肌瘤、宫颈癌、子宫内膜癌、卵巢肿瘤等手术前后的护理、家庭康复方法及注意事项，并提供了居家自我心理调控、营养饮食调理、可行性运动方案；第六章是近年来国内外非常重视的女性健康问题之盆底功能障碍性疾病的康复，涵盖了尿失禁、大便失禁、子宫脱垂、慢性盆腔疼痛等的居家康复预防手段；第七章为大家特别制订了在不同体位不同环境下的盆底肌居家康复训练方法，供大家选择，该部分不仅适合女性疾病居家盆底肌的强化训练，也适合所有女性朋友为维持盆底肌的力量和弹性来练习，预防疾病的发生。

　　本书在注重科学性、实用性、简单规范的同时，分析不同女性疾病的特点，以营养和中医调理为基础，突出循序渐进、持之以恒的居家运动康复的必要性和有效性。全书文字简洁、易懂、图文并茂，不仅适合女性朋友，也适合对该类疾病康复预防和治疗感兴趣的人士阅读。

　　本书在编写过程中，承蒙中南大学湘雅三医院康复科主任李旭红教授的悉心指导，营养科王萌医生的鼎力相助，以及各编者的大力支持；主审曹泽民教授、副主编祖月娥主任、胡进晖教授在构思设计写作等方面做了大量的工作；解剖图及漫画图由卢忠仁老师绘制；特别是自愿提供图片和视频拍摄的模特朱芳仪及谢熹二位老师，允许作者及电子工业出版社有限公司无偿使用她们拍摄的图片和视频，在此一并表示衷心的感谢。

　　书中运动康复方案是编者多年经验的积累，由于医学的发展和医疗康复技术的飞速提升，以及编者知识水平有限，书中内容可能存有待改进之处，纰漏之处亦在所难免，殷切希望广大读者批评指正。

中南大学湘雅三医院康复医学科

2019 年 5 月

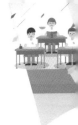

目　录

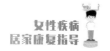

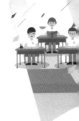

③ 第三章　轻松度过更年期
　　　　——更年期综合征居家康复

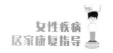

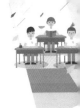

5 第五章 肿瘤术后巧应对
——女性生殖系统常见肿瘤的居家康复指导

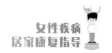

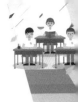

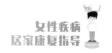

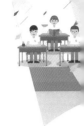

第一章　神奇的女性生殖系统

第一节　女性生殖系统概述

女性生殖系统包括内、外生殖器两部分。内生殖器位于骨盆腔内俗称小肚子的地方；外生殖位于会阴部，俗称外阴。可以形象地把骨盆想象成一个平着放的大脸盆，盆的开口为上部，盆的底部为下口，盆底里面有许多肌肉、筋膜、韧带，托着盆里面的子宫、卵巢等器官。

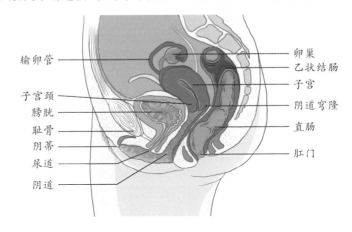

第二节　女性外生殖器组成

女性外生殖器是直观可见的生殖器外面部分，位于两大腿内侧，从上至下包括阴阜、大阴唇、小阴唇、阴蒂、尿道外口、阴道外口、前庭球、前庭大腺及会阴，称为外阴。

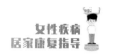
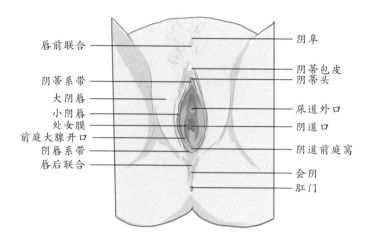

唇前联合 —— —— 阴阜

—— 阴蒂包皮
阴蒂系带 —— —— 阴蒂头
大阴唇 ——
小阴唇 —— —— 尿道外口
处女膜 —— —— 阴道口
前庭大腺开口 ——
阴唇系带 —— —— 阴道前庭窝
唇后联合 —— —— 会阴
—— 肛门

一、阴 阜

阴阜为最上方高高隆起的部分，脂肪丰富。青春期时开始生长呈倒三角形分布的阴毛。每个人的阴毛颜色和疏密度不同。

二、大阴唇与小阴唇

大阴唇为大腿内侧左右隆起的部分。未产女性两侧大阴唇自然合拢，分娩后大阴唇多向两侧分开，绝经后可萎缩。

小阴唇位于两侧大阴唇内，表面湿润、色褐、无毛。上部分形成阴蒂包皮，部分形成阴蒂系带。大、小阴唇下端会合，在正中线形成阴唇系带。

需要注意的是，大阴唇皮下含丰富血管，外伤后易形成血肿。小阴唇和阴蒂富含神经末梢，对性刺激敏感。前庭大腺若腺管口闭塞，可形成囊肿或脓肿。

三、阴 蒂

阴蒂是小阴唇顶端突起部分，在性兴奋时勃起。阴蒂富有感觉神经末梢，感觉特别敏锐，是女性最敏感的性器官，能像男性阴茎一样充血勃起。对触碰抚摸敏感，可以唤起较其他部位更为直接、迅速、强烈的性兴奋。

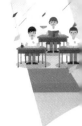

四、尿道外口

尿道外口为阴道口上方的小口，位于阴蒂下方，边缘折叠而合拢。尿道外口后壁上有一对并列的腺体，称为尿道旁腺。需要注意的是，尿道旁有尿道旁腺小口，容易有细菌潜伏。平时小便后需要及时擦干，注意外阴的清洗，保持清洁干燥。

五、阴道口及处女膜

阴道口在尿道口后方，其周缘覆有一层较薄的膜状物质，称为处女膜。处女膜可因性交撕裂或剧烈运动而破裂。受产道分娩影响，分娩后仅留有处女膜痕。

六、前庭球和前庭大腺

前庭球系一对海绵体组织，又称球海绵体，有勃起性。位于阴道口两侧。前与阴蒂静脉相连，后接前庭大腺，表面为球海绵体肌所覆盖。受伤后易出血。

前庭大腺又称巴氏腺。位于阴道下端，大阴唇后部，也被球海绵体肌所覆盖。是一边一个如小蚕豆大的腺体。性兴奋时分泌黄白色黏液，起润滑阴道口的作用。正常检查时摸不到此腺体。

七、会　阴

会阴是阴道口和肛门间的薄膜部分。分娩时会产生非常大的延展，能让胎儿头部顺利露出阴道口。

第三节　女性内生殖器组成

女性内生殖器位于连接躯干和下肢的骨盆内，包括阴道、子宫、输卵管和卵巢。

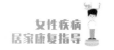

一、阴　道

阴道既是月经排出及胎儿娩出的通道，又是夫妻性生活的地方。为一上宽下窄的管道，前壁长 7~9 厘米，后壁长 10~12 厘米，阴道前方（靠近肚子的方向）有膀胱和尿道；后方（靠近背部）是直肠。阴道壁由三层组织构成，表层为黏膜，中层为肌肉，外层为弹力纤维组织，使得阴道有好的弹性和伸展性。随着年龄的增长，受性激素的影响，阴道壁的弹性和湿润度变差，出现阴道干涩，并容易引起感染。

女性阴道平时像个瘪气球，四壁紧靠在一起。夫妻性生活及性兴奋时，阴道里面 2/3 可以扩大，俗称"内勃起"；外面 1/3 收紧，又称为"性高潮平台"反应。阴道的弹力和扩张力使阴茎和阴道在性交时达到完美的结合，有利于性感觉的享受和精液的射入、暂存以及精子游入宫腔，完成生殖繁衍功能。

二、子　宫

子宫是孕育胎儿和产生月经的器官。

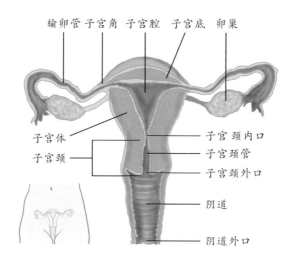

子宫形似倒着的空鸭梨，里面为空的，是胚胎生长发育的场所。宽大一些的部分称为子宫体，底端称为子宫底。宫底两侧称为子宫角，与

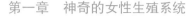

输卵管相通。子宫下部较窄呈圆柱状，称为子宫颈，俗称宫颈。子宫重50~70克，长7~8厘米，宽4~5厘米，厚2~3厘米，容量约5毫升。

子宫腔为上宽下窄的三角形，两侧通输卵管，头端朝下接子宫颈管。子宫体与子宫颈之间形成最狭窄的部分，称为子宫峡部，在非孕期长约1厘米，其上端因解剖上狭窄，称为子宫颈内口；妊娠期子宫峡部逐渐伸展变长，妊娠末期可达7~10厘米，形成子宫下段，成为软产道的一部分。子宫颈内腔呈梭形，称为子宫颈管，成年女性长2.5~3.0厘米，其下端称为子宫颈外口。子宫颈是子宫的开口，它就像一个瓶子的塞子一样，把阴道和宫腔分隔开，保护子宫腔免受感染。未产女性的子宫颈外口呈圆形；经产女性受分娩影响形成横裂。

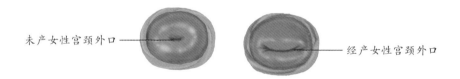

未产女性宫颈外口　　　　　　　　　　经产女性宫颈外口

1. 子宫体

子宫体壁由三层组织构成，由内向外分别为子宫内膜层、肌层和浆膜层。

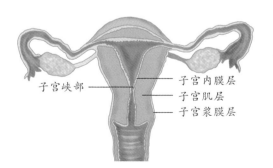

子宫峡部　　　子宫内膜层
子宫肌层
子宫浆膜层

（1）子宫内膜层：衬于子宫腔的表面，女性月经由位于内膜表面2/3的致密层和海绵层，发生周期性变化脱落而形成，一般每月脱落一次，

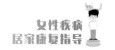
即月经。

（2）子宫肌层：较厚，非孕时厚约0.8厘米，由少量弹力纤维与胶原纤维组成。

（3）子宫浆膜层：为覆盖宫体的盆腔腹膜，与肌层紧密相连不能分离。

2.子宫颈

子宫颈主要由结缔组织构成，肌纤维平滑，富有血管及弹力纤维。子宫颈管以黏膜为主，膜内分泌碱性黏液，形成黏液栓堵塞子宫颈管。黏液栓受性激素影响，发生周期性变化。子宫颈阴道部表面光滑。子宫颈外口柱状上皮与鳞状上皮交接处是宫颈癌的好发部位。

子宫位于盆腔中央，前为膀胱，后为直肠，下端接阴道，两侧有输卵管和卵巢。子宫的正常位置依靠子宫韧带及盆底肌和筋膜的托举，任何原因引起的盆底组织结构破坏或功能损害均可导致子宫脱垂。

3.子宫韧带

子宫韧带共有4对，包括圆韧带、阔韧带、主韧带、子宫骶韧带，它们从不同的方向牵引维持阴道和子宫在正常位置。

阴道上1/3和宫颈靠主韧带和子宫骶韧带固定于骨盆壁上，限制阴道和宫颈移位，如果主韧带和子宫骶韧带损伤，将会导致子宫和阴道顶端向下脱垂。

三、输卵管

输卵管为一对细长而弯曲的管道，是运输卵子和精子结合的通道。输卵管与子宫角相连通，末端呈伞状，与卵巢靠近，全长8~14厘米。根据输卵管的形态，由内向外分为四部分：①间质部，是子宫壁内的部分，长约1厘米，管腔最窄；②峡部，在间质部外侧，细而较直，管腔较窄，长2~3厘米；③壶腹部，在峡部外侧，壁薄，管腔宽大且弯曲，长5~8厘米，内含丰富皱襞，受精常发生于此；④伞部，在输卵管最外侧端，长1~1.5厘米，开口于腹腔，管口处有许多指状突起，有拾卵的作用。

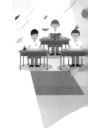

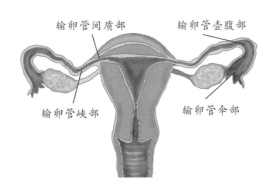

输卵管间质部　　输卵管壶腹部

输卵管峡部　　输卵管伞部

四、卵　巢

卵巢为一对扁椭圆形的性腺，产生与排出卵子，并分泌性激素。卵巢里面有各阶段发育的卵泡，依次为原始卵泡、初级卵泡、次级卵泡、成熟卵泡。成熟卵泡里面的卵子排出后形成黄体和白体等组织。卵巢的大小、形状随年龄而有差异。青春期前卵巢表面光滑，青春期开始排卵后，卵巢表面逐渐凹凸不平。育龄期女性卵巢大小约 4 厘米 ×3 厘米 ×1 厘米，重 5~6 克，呈灰白色；绝经后卵巢逐渐萎缩变小变硬，盆腔检查时不易触到。

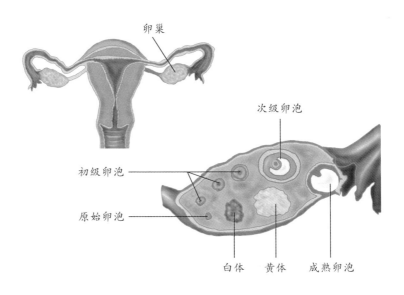

卵巢

次级卵泡

初级卵泡

原始卵泡

白体　黄体　成熟卵泡

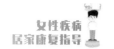
第四节　女性骨盆的构成

　　女性骨盆是躯干和下肢之间的盆状骨性结构，它支持着腹部，向上承托支持躯干，向下连接下肢，里面是盆腔脏器，骨盆具有保护盆腔器官的重要作用，同时骨盆又是胎儿分娩时必经的通道，其大小、形状直接影响胎儿娩出。任何原因所致的骨盆形态改变将影响盆腔内的脏器及生殖器官，骨盆左右倾斜使子宫、卵巢、肠管等脏器形态受到挤压，以致血液循环、淋巴回流不畅而导致疼痛等发生。

一、骨盆的组成

1.骨盆的骨骼

　　骨盆由左、右髋骨（髂骨、耻骨、坐骨）和中后方的骶骨及退化不完全的尾骨4块骨头以及连接关节、韧带和软骨组成。

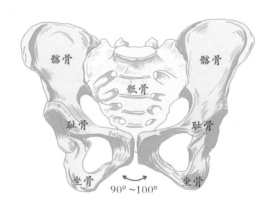

2.骨盆的关节

　　骨盆的关节包括耻骨联合、骶髂关节和骶尾关节。在骨盆的前方两耻骨之间由纤维软骨连接，称为耻骨联合，妊娠期受性激素的影响变松弛，分娩过程中可出现轻度分离（分娩后会及时回位），有利于胎儿娩出。在骨盆后方，两髂骨与骶骨相接，形成骶髂关节。骶骨与尾骨连接处是骶尾关节，有一定活动度，分娩时尾骨后移可加大胎儿娩出通道，在分娩后会及时回到原位。

　　需要提醒的是：有部分孕妇在分娩后，由于关节的位移没有及时恢复，会出现耻骨联合分离，骶髂关节功能紊乱和骶尾关节错位等，导致腰骶及耻骨处疼痛，需及时到正规医院就诊处理。

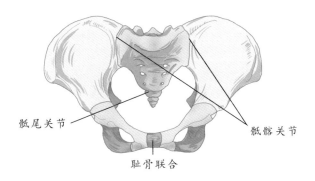

骶尾关节　　　　　　　　　　　　　　　骶髂关节

耻骨联合

3. 骨盆的韧带

　　连接骨盆各部之间的韧带中，有两对重要的韧带，一对是骶、尾骨与坐骨结节之间的骶结节韧带，另一对是骶、尾骨与坐骨棘之间的骶棘韧带。骶棘韧带宽度即坐骨切迹宽度，是判断中骨盆是否狭窄的重要指标。妊娠期受性激素影响，韧带松弛，有利于分娩。

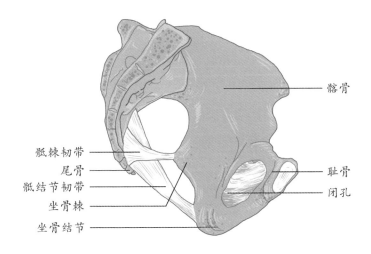

髂骨

骶棘韧带

尾骨

骶结节韧带　　　　　　　　　　　　　　耻骨

坐骨棘　　　　　　　　　　　　　　　　闭孔

坐骨结节

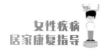
二、男女骨盆的差别

（1）男性骨盆上口呈心形，下口较狭窄，骨盆腔较窄长，呈漏斗形，骶骨岬前突明显，耻骨下角为70°～75°。

（2）女性骨盆上口近似圆形，下口较宽大，骨盆腔短而宽，呈圆桶形，骶骨岬前突不明显，耻骨下角为90°～100°，有利于分娩时胎儿头部通过。

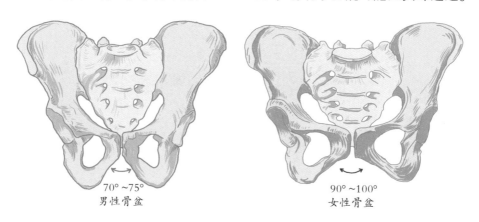

男性骨盆 70°～75°　　　女性骨盆 90°～100°

三、骨盆的特点

骨盆这个特殊的盆状结构是人类从四肢着地到直立行走的结果。四肢着地时骨盆承担着保护背部的作用，直立行走以后，骨盆向下传递重量，从上而下的躯干重量分散至两边将重力传到大腿及小腿。由于站立行走后人体力学的改变，骨盆两侧的髂骨慢慢变短，骶骨融合呈倒三角形；原本需要协助头部维持躯干平衡稳定的尾巴则退化形成骨盆下方的尾骨，使骨盆既能保护下肢稳定性，又能增加下肢活动度。

第五节　女性盆底在哪里

女性盆底由多层肌肉和筋膜组成，是骨盆的底部，托起并承载着盆腔脏器（如子宫、阴道、膀胱、尿道及直肠等）。骨盆底上有3个出口，位于前方的是由膀胱－尿道延伸出来的尿道出口；位于中央的是由子宫－阴道延伸出来的阴道外口；位于后方的则是由肠道延伸出来的肛门。盆底结构由外至内分为浅层、中层和内层。

一、盆底浅层结构

盆底浅层由会阴浅筋膜及其深面的3对肌肉和括约肌组成。此层肌肉的肌腱会合于阴道外口与肛门之间，形成会阴中心腱。

（1）球海绵体肌：是性兴奋很重要的一块肌肉，此肌收缩时能紧缩阴道，故又称阴道括约肌，性生活时可协助阴蒂勃起。

（2）坐骨海绵体肌：沿坐骨生长，在肌肉收缩时可以将血液挤入阴蒂海绵体中。

（3）会阴浅横肌：为中间位置一横向肌肉，从两侧坐骨结节内侧中线向会阴中心腱会合。

（4）肛门外括约肌：为围绕肛门外的环形肌肉，有收紧肛门的作用。

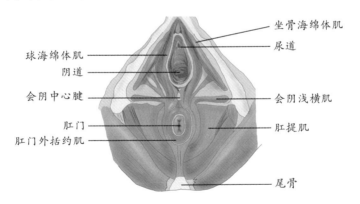

二、盆底中层结构

盆底中层为泌尿生殖膈，又称会阴膜，位于处女膜水平。会阴膜由上、下两层坚韧的筋膜及其间的一对薄薄的会阴深横肌和尿道括约肌组成。

（1）会阴深横肌：自坐骨结节的内侧面伸展至中心腱处。

（2）尿道括约肌：环绕尿道，控制排尿。

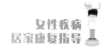
三、盆底内层结构

盆底内层为盆膈，是骨盆底最坚韧的一层，由肛提肌、坐骨尾骨肌组成，肛提肌由盆膈上、下筋膜包裹。

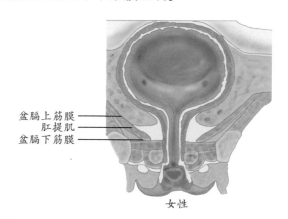

盆膈上筋膜
肛提肌
盆膈下筋膜

女性

1.肛提肌

肛提肌是成对的宽厚扁肌群，两侧肌肉相互对称，向下、向内合成漏斗形，肛提肌构成骨盆底的大部分。每侧肛提肌自前内向后外由四部分组成：①耻骨阴道肌，居内侧部，左、右两部分肌肉纤维在阴道后方结合成"U"形围绕阴道；该肌牵引阴道后壁向前压向耻骨联合，使阴道处于闭合状态，同时向前压迫前方的尿道并关闭尿道。②耻骨直肠肌，居中间部，左、右两部分肌肉纤维在直肠后方结合成"U"形围绕直肠；止于肛管的后壁，耻骨直肠肌的基础肌肉张力将直肠向耻骨联合方向牵拉，使直肠与肛门呈90°左右夹角，称为肛门直肠角，在不排便的时候，便于大便存留在直肠；任何原因引起的腹内压增高（咳嗽、打喷嚏、大笑、跑步等），总伴随着反射性收缩使肛门直肠角角度变小，帮助更好地控制大便，排便时耻骨直肠肌松弛，肛门直肠角增大，肛门直肠开放呈漏斗状，大便排出。该肌如果损伤，可引起大便失禁。③耻骨尾骨肌，居外侧部，为肛提肌的主要部分，分娩容易损伤耻骨尾骨肌而导致膀胱、直肠脱垂，尤其是多次分娩的产妇。④髂骨尾骨肌，居后外侧部，起自肛提肌腱弓后部和坐骨棘，在耻骨尾骨肌的后外侧，肌肉纤维向中间及

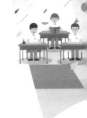

向后走行，与耻骨尾骨肌会合，绕肛门两侧，止于尾骨。

2. 坐骨尾骨肌

坐骨尾骨肌位于肛提肌后方，起自两侧坐骨棘，止于尾骨与骶骨。

盆底肌是维持盆腔脏器在正常位置的主要肌肉，而在盆底肌中，又因肛提肌肌肉纤维在阴道和直肠周围交织，具有加强肛门和阴道括约肌的作用，所以肛提肌是盆底肌中起着主要支持作用的肌肉。

当骨盆底组织支持结构受损或肌力减弱时，容易发生盆腔内脏器脱垂（子宫、膀胱、直肠等脱垂），阴道前、后壁膨出，尿失禁，大便失禁，阴道松弛，慢性盆腔疼痛等。

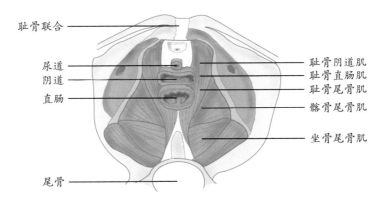

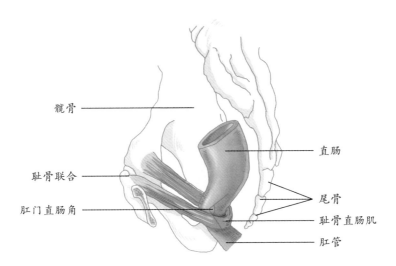

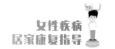
第六节　女性生殖器官的邻居

　　女性生殖器官与膀胱、尿道、直肠等相邻。当女性生殖器官出现病变时，这些邻居常常受到影响，增加了诊断与治疗的难度。

一、膀　胱

　　膀胱为锥体形囊状肌肉性器官，位于子宫及阴道前部，贴近腹壁的方向。其形状、大小和位置随着膀胱的充盈程度而改变。排空的膀胱位于耻骨联合和子宫之间，空虚时呈锥体形，充盈时形状变为卵圆形，可上升至耻骨联合上缘以上，凸向盆腔甚至腹腔。成人膀胱容量为300~500 毫升，最大容量可达 800 毫升。因为膀胱底部与子宫颈及阴道前壁相连，其间组织疏松，盆底肌及其筋膜韧带受损时，膀胱与尿道可随子宫颈及阴道前壁一并脱出，即临床常说的阴道前壁膨出。

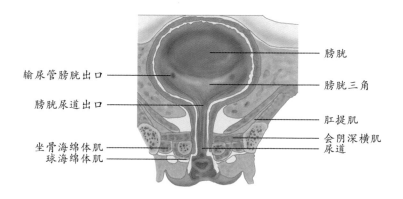

二、尿　道

　　尿道位于阴道前方，与阴道前壁相邻，为肌肉性管道，从膀胱三角尖端向下穿过盆底，长约 4 厘米，直径约 0.6 厘米。尿道由尿道内括约肌和尿道外括约肌组成。尿道内括约肌是纵向走向的肌肉，排尿时可缩短和扩大尿道管腔，利于排尿，不排尿时紧闭。尿道外括约肌是横纹肌，

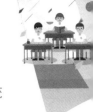

可持久收缩保证尿道长时间闭合，但尿道快速闭合还需借助尿道周围的肛提肌（盆底深层肌），主要是耻骨阴道肌向前收缩，挤压阴道向前压紧尿道来关闭尿道。肛提肌及盆底筋膜对尿道有支持作用，若发生损伤可出现压力性尿失禁。女性尿道短而直，与阴道邻近，容易引起泌尿系统感染。

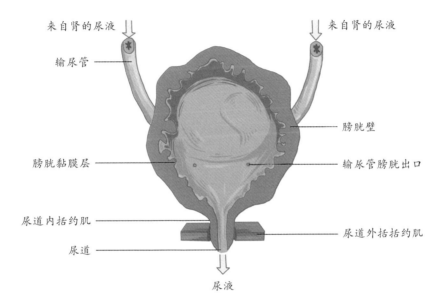

三、直肠与肛管

直肠位于盆腔后部，上接乙状结肠，下接肛管，前为子宫及阴道，后为骶骨，全长 15~20 厘米。直肠前面与阴道后壁相连，直肠向下延伸部分称为肛管。成人肛管长 2~3 厘米，粪便通过时，被扩张成管状，变粗，管径可达 3~4 厘米；由于肛门括约肌的收缩，肛周的皮肤呈辐射状的皱褶；内含汗腺和皮脂腺。

（邓丽明 刘千瑜 谢 芬）

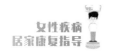

第二章　妇科内镜手术后的居家康复

第一节　常见妇科内镜手术方式有哪些

一、宫腔镜

宫腔镜是一种用于宫腔及宫颈管病变诊断和治疗的妇科内镜。通过直接观察或连接于摄像系统和监视屏幕将宫腔、宫颈管内图像放大显示，诊断宫腔及宫颈管病变，称宫腔镜检查术。此种手术方式不用开腹，是微创手术的典范，宫腔镜手术具有痛苦小、出血少、手术时间短、术后恢复快、住院时间短、并发症少、不影响卵巢功能等特点，并且可以保留子宫的完整性，创伤小。

二、腹腔镜

腹腔镜手术是在密闭的盆腔、腹腔内进行检查或治疗的内镜手术操作。将接有冷光源照明的腹腔镜经腹壁插入腹腔，连接摄像系统将盆腔、腹腔内脏器显示于监视屏幕上。手术医生通过视频检查诊断疾病称为诊断性腹腔镜手术；通过在屏幕直视下对疾病进行手术治疗称为腹腔镜手术。腹腔镜手术是真正微创手术的代表，创伤小，手术过程和术后恢复轻松，痛苦小。

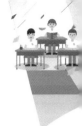

第二节　如何有效进行术前准备和术后自我照顾

一、宫腔镜

1.宫腔镜术前准备

（1）检查时间：月经干净后1周内为宜，此时子宫内膜处于增殖早期，薄且不易出血，黏液分泌少，宫腔内的病变部位容易被发现。

（2）常规检查：医生会仔细询问病史，进行全身检查，妇科检查，宫颈脱落细胞学及阴道分泌物检查。

（3）术前禁食：根据麻醉方法决定是否进食，全身麻醉时需要禁食；局部麻醉和镇痛时不需禁食。一般宫腔镜检查无须麻醉或仅需要宫颈局部麻醉；宫腔镜手术多采用静脉麻醉。另外，电切手术前应排空肠道。

2.宫腔镜术后随访及处理

（1）选择在门诊进行宫腔镜手术者，医生会在术后观察30分钟，酌情给予抗生素预防感染。

（2）选择住院进行宫腔镜手术者，医生会按麻醉方式的不同，进行相应的术后常规处理。注意阴道流血、腹痛情况和体温、呼吸、心率、血压、神智等变化。

（3）阴道流血处理：术后可有少量阴道流血并持续3~5天，若出血超过1周或出血量大于平时月经量、腹痛加剧等应及时复诊。

（4）术后性生活：术后2周内禁止盆浴、性生活，保持会阴部清洁干燥。

3.宫腔镜术后对怀孕的影响

在手术过程中，对卵巢和子宫未造成损伤是不会影响怀孕的。如果是做子宫手术如子宫肌瘤剔除术，会对子宫内膜造成一定的损伤，一段时间就会恢复。正常情况下，手术3个月后就可以备孕了，但具体情况因人而异。受孕时间最好听取医生的意见。

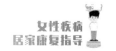

4.宫腔镜术后自我照顾

（1）及早活动：除高危因素外，术后6小时内可以适当在床上进行翻身活动，6~8小时后可下床活动，并逐渐增加活动量。

（2）疼痛管理：术后可能出现不同程度的疼痛，通过自我放松术可自行缓解，若不能缓解则可让医生给予镇痛剂。以下是自我放松术操作方法。

1）意守丹田法：我国古代流传下来的一种古老的方法。选择安静的环境，采取站、坐或卧的体位，平静心情，排除一切杂念，眼睛似睁非睁，似闭非闭，将注意力集中在"丹田"（腹部脐下1寸处）。采用腹式呼吸法，缓慢均匀深吸气时，想象丹田中有一股气流由腹部逐渐上升到胸部，再上升到头部，直到头顶的百会处；缓慢均匀呼气时，想象这股气流由百会向后向下顺颈部、脊背、双下肢后部缓慢下移至足底，再绕双下肢前部上行到丹田。这样一吸一呼，反复进行。意守丹田法需要集中注意力，排除杂念，心神宁静，可达到消除疼痛、消除紧张、全身放松的效果，长期练习，有益于身心健康。

2）注意力转移训练法：坐在椅子上，背部轻靠椅背，头挺直，身体稍前倾，两脚与肩同宽，脚心紧贴在地面，双手平放在大腿上，闭目、排除杂念，深呼吸3次。先将注意力引向双手，意念集中在手心，这时练习者用意念去感受手心慢慢变热，再根据上述要领，把注意力放在脚上，用意念去感受两脚逐渐变温暖。一旦两手、两脚感到温暖，这时会感到全身轻松，忘记疼痛。此方法也适用于紧张焦虑时练习。

（3）观察排尿情况：排尿困难者需进行诱导排尿，上述处理无效情况下及时就医。

诱导排尿方法：听流水声，用温水冲洗会阴，牵拉阴毛，轻叩轻压耻骨联合上方，排尿时可以缩紧腹部肌肉，增加腹压，被动地增加膀胱壁压力，诱导排尿。

（4）会阴护理：术后可用1∶40络合碘或0.1%氯己定（洗必泰）溶液擦洗会阴，每日2次，以免造成置管期间宫腔逆行性感染。

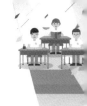

（5）饮食注意：一般宫腔镜手术清醒后，均可自行进食。当天可以喝温开水，无不适情况后，可以再进食粥类、菜汤等易消化流食，术后第2天可以恢复正常饮食。适当吃含蛋白质的食物（如鱼、瘦肉、鸡蛋等）来促进伤口愈合，避免进食刺激性食物（如辣椒、咖啡、浓茶等）。

（6）注意休息：多休息，避免过度劳累。心情愉悦，睡眠充足，可以加速身体的恢复。

（7）术后复查：遵医嘱复查，建议1个月后到医院复查。

二、腹腔镜

1. 腹腔镜术前准备

（1）肠道、泌尿道、阴道准备：在术前按医嘱清洁肠道。口服抑制肠道菌群抗生素3天，无渣半流质饮食2天，手术前1天补液2500~3000毫升，清洁灌肠；手术当天禁止饮食，手术前留置导尿管。全子宫切除者，术前3天每日行阴道清洗1次，准备进行阴道操作者术前应进行阴道冲洗。

（2）腹部皮肤准备：注意脐部的清洁。

2. 腹腔镜术后自我照顾

（1）伤口管理：创口用无菌纱布覆盖，根据伤口情况到医院换药处理，伤口未愈合前，洗澡时应注意保护伤口，不要把敷料弄湿。

（2）小便管理：手术当天需要留置导尿管。导尿管一般在术后1天拔除，宫颈癌根治术后导尿管需留置10~14天。留置导尿管期间每日用1∶40络合碘或0.1%氯己定溶液擦洗会阴，每日2次。保持尿管通畅，避免打折、弯曲，保持引流袋低于尿道出口，以免造成留置导尿管期间细菌逆行性感染；拔除尿管后，养成按时进水的习惯，进水量控制在2000毫升左右，维持正常尿量。

（3）饮食管理：术后6小时禁食、禁饮，6小时后酌情予以流质饮食，逐渐恢复正常饮食。腹腔镜与开腹手术最大的不同是，因腹腔镜手术需要灌入二氧化碳，以造成气腹方便操作，故手术后容易在腹腔内残存二

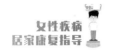

氧化碳气体。腹腔镜手术后多摄取蔬菜、高纤维素食物，避免摄取容易产气的食物，如地瓜、豆类、洋葱等，以减少术后腹胀引起的不适；适量蔬菜和高纤维素食物还有利于肠道功能的恢复，预防便秘。适量摄入高蛋白质食物（如鱼、虾、瘦肉、鸡蛋等）有利于伤口的愈合，避免进食刺激性食物（如辣椒、咖啡、浓茶、花椒、桂皮、碳酸饮料等）。

（4）尽早下床活动：除高危因素外，术后 6 小时可适当在床上进行翻身活动，尽早下床活动，并逐渐增加活动量，以缓解术后腹胀等不适，并预防下肢静脉血栓形成（预防下肢静脉血栓的康复方法见本章第三节）。

（5）抗炎处理：遵医嘱，术后 30 分钟及术后 2 天应用抗生素预防感染。盆腔炎及盆腔脓肿引流者延长抗生素使用时间。

（6）疼痛管理：术后可能出现不同程度的疼痛，可采用低频或中频理疗，或遵医嘱应用止痛药，也可以通过自我放松术缓解疼痛（自我放松训练参照本章第五节）。

（7）术后复查：遵医嘱复查，建议 1 个月后到医院复查。

第三节　如何预防妇科手术后的常见并发症

一、下肢深静脉血栓

下肢深静脉血栓是血液在静脉内不正常的凝结，使血管完全或不完全阻塞，导致静脉回流障碍，属于妇科手术后常见的并发症之一。在妇科恶性肿瘤及其他妇科疾病手术后发生率为 7%~45%，因此妇科手术后引起下肢静脉血栓应做到早预防，早发现，早处理。

1. 病因

静脉血栓形成的三大因素：血流滞缓、血液高凝状态及静脉管壁损伤，前面两者为主要原因。故术后早期活动显得尤为重要，要尽量避免长期卧床。

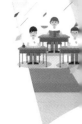

2.高危因素

在妇科手术后，年龄超过40岁、肥胖、高血压、高血脂、糖尿病、有静脉曲张史，或曾经出现下肢深静脉血栓、严重感染、长时间制动等都是造成下肢深静脉血栓的高危因素。如果具有高危因素中的任何一项，需要多锻炼来预防下肢深静脉血栓。

术后鼓励早期活动：①不能下床进行活动时，家属可以帮助进行肌肉的按摩和肢体活动。2小时翻身1次，自己配合一些四肢运动，如抬腿、膝关节伸直弯曲等。每15~30分钟1次。还可以将双足抬高15°~20°，高于心脏水平，促进腿部静脉血液回流。②术后应早下床活动。

二、排尿障碍

妇科手术对盆腔组织损伤大，术后常出现下尿道和膀胱功能障碍、肛门和直肠功能障碍、外阴和阴道功能障碍等并发症，其中以下尿道和膀胱功能障碍最常见，严重时会影响生活质量。

1.原因

广泛性子宫切除术后出现排尿功能障碍的主要原因是术中损伤了盆腔神经，术中对膀胱牵拉刺激，术后膀胱及输尿管下段失去支撑，术后短期内膀胱麻痹导致排尿出现问题。有效地预防和处理手术后排尿功能障碍是提高妇科手术后生活质量的重要手段。

2.预防

尽管妇科手术后排尿障碍的发生率较高（文献报道高达70%~85%），若术后管理得当，排尿功能大多能在9~12个月内恢复。以下是预防排尿障碍的小贴士，要好好注意。

（1）盆底肌锻炼：排尿是靠膀胱逼尿肌和尿道括约肌（详细解剖请参见第一章）共同完成的。术前术后进行规律性、渐进式的盆底肌力训练，锻炼盆底及会阴部肌肉，能增强尿道筋膜及尿道括约肌的力量及弹性，增强逼尿肌与括约肌的协调性，有利于在不排尿时关紧尿道，排尿时轻松排尿。术前3~4天分别取半坐卧位、坐位、站立位进行尿道、

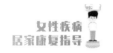

阴道、肛门括约肌收缩与舒张功能锻炼，每日 3 次，每次 5~10 分钟。术后 3 天开始在床上做尿道、阴道、肛门括约肌收缩与舒张功能锻炼，先收缩肛门，再收缩阴道。在做这个运动时我们要注意保持大腿及腹部肌肉放松，每次收缩不少于 3 秒，连续做 15~30 分钟，每日 3 次，直到恢复自主排尿（详细的盆底肌训练方法请参见第七章）。

（2）呼吸训练：妇科各种手术（包括恶性肿瘤根治术）后进行呼吸训练，有利于降低泌尿系统感染的风险和膀胱功能的恢复。

方法：①缓慢用鼻深吸气，使膈肌尽量下沉，使腹部隆起，尽量停顿 1~2 秒。②开始呼气时口唇缩成吹笛状，气体经缩窄的口唇缓慢尽量呼出。③吸气和呼气时间比为 1:2，术前 2 天可进行呼吸训练，在手术前期和手术后期每天早、中、晚各进行 1 次，每次训练时间为 30 分钟。若腹腔镜手术后存在腹胀情况，呼吸训练也可以使腹胀得到缓解。

（3）留置尿管、间歇排尿：术后保留尿管使膀胱得到充分的休息，以恢复膀胱逼尿肌的功能，在保留尿管期间，一定要每日清洁、擦洗外阴和尿道口。

三、盆底功能障碍性疾病

1.病因

女性盆底功能障碍性疾病是指各种病因导致的盆底支持薄弱，进而盆腔脏器移位，引发其他盆腔器官位置和功能异常的一组疾病。女性盆底功能障碍性疾病是中老年女性的常见病，发病率约占所有中老年女性疾病的 40%，主要包括盆腔器官脱垂及压力性尿失禁。临床主要表现包括大小便失禁、便秘和盆腔器官脱垂等，严重影响患者的生活质量。

盆底功能障碍是由于盆底解剖异常，进而发生功能障碍，以致发生多种不适症状。因此各种妇科手术操作后造成结缔组织、筋膜、肌肉和韧带等盆底支持结构异常，神经组织损伤，血管营养障碍等均可能影响盆底功能，导致盆底功能障碍。妇科手术后盆底功能障碍性疾病的预防

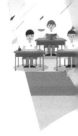

尤为重要。

2. 盆底功能障碍性疾病的预防和治疗

详细预防和治疗方法参见第六章。

第四节　妇科手术后居家中医调理方案

不管是妇科传统手术还是宫腔镜手术抑或是腹腔镜手术，都会对机体造成一定的伤害。妇科手术后，若配合穴位自我按摩、艾灸及一些合适的中草药保健食谱，能加快身体恢复，有效提升术后身体素质。

一、居家穴位自我手法按摩

1. 取穴

血海、脾俞、关元、子宫、足三里。

（1）血海：大腿内侧，髌底内侧端上 2 寸，股四头肌内侧头的隆起处。简便取穴：屈膝，医者以左手掌心按于患者右膝上缘，第 2~5 指并拢，指尖向上，与拇指成 45°角，拇指尖下面即是。本穴治一切血之疾病。

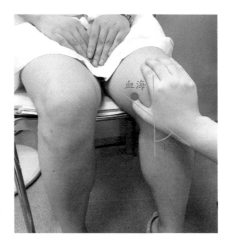

（2）脾俞：在背部，第 11 胸椎棘突下，旁开 1.5 寸。简便取穴：肚脐平对第 2 腰椎棘突，向上推 3 个椎体即第 11 胸椎棘突。肩胛骨内侧缘至后正中线为 3 寸，其一半即 1.5 寸。本穴调脾胃，养气血。主治：腹胀、腹泻等脾胃肠腑病症，脏器下垂，月经不调等。

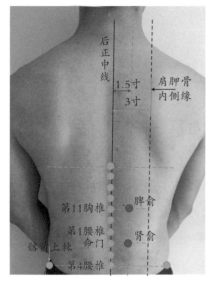

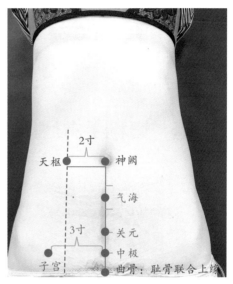

（3）关元：在前正中线上，脐中下3寸。本穴补肾固元。主治：虚劳、遗尿、尿频等泌尿系统疾患，以及痛经、带下、不孕等妇科疾患，腹痛、腹泻等。

（4）子宫：脐中下4寸，前正中线旁开3寸。简便取穴：耻骨联合上一横指，前正中线外四指（一夫法，即3寸）。主治：子宫脱垂、不孕、月经不调、痛经等。

（5）足三里：在小腿前外侧，当外膝眼（犊鼻）下3寸，距胫骨前缘一横指。此穴是人体强壮保健大穴。主治：胃痛、腹胀、腹泻等消化系统疾病，以及虚劳诸症等。

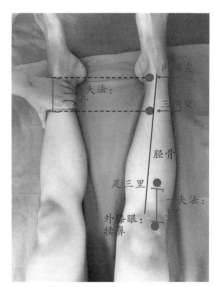

2. 操作方法

用拇指或食中指指腹或角型按摩工具依次揉按上述穴位，每穴1~3分钟，以穴位处出现酸胀感为度。关元、血海、足三里益气养血，关元补肾固元，结合脾俞培补先天后天之本。众穴合用，共奏益气养血之效，调补手术后体虚之态。

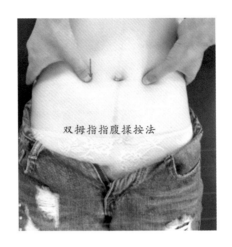

双拇指指腹揉按法

二、艾　灸

取神阙、关元、足三里、肾俞、脾俞。足三里可用艾条悬灸，该穴是人体的保健要穴，可补益脾胃、补血养阴；关元在任脉上，调补人体一身元气，且此穴在下腹部，艾灸不但有温通作用，亦有消炎功效，对于腹腔镜手术后有炎症患者最适合。神阙、关元、肾俞、脾俞可用灸盒灸，肾俞、脾俞主治相应脏腑疾患。肾为先天之本，脾为后天之本，脾肾两

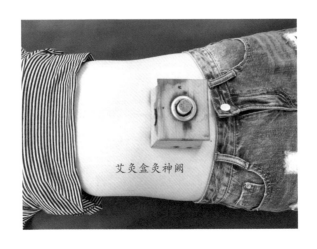

艾灸盒灸神阙

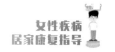
脏功能正常，先后天精气充沛，人体自当"正气存内，邪不可干"。

三、药 膳

（1）枸杞鱼肉汤：枸杞子 40 克，瘦猪肉 150 克，甲鱼 500 克，食盐少许。将枸杞子洗净，猪肉切细丝，甲鱼去内脏切块。一齐放锅内，加水适量炖熟，撒食盐调味。每日适量，可常服。

功效：甲鱼清虚热，枸杞子滋养肝肾，共奏滋阴养血、补益肝肾之效。

适应证：适用于术后出现体弱、贫血等症状者。

（2）黄芪薏仁鱼片粥：黄芪、薏苡仁、青鱼各 150 克，大米 200 克，姜丝、葱丝和食盐各少许。将青鱼洗净去内脏，切成薄片，黄芪和薏苡仁用水煎煮后去渣取汁，大米入锅用此药汁煮至烂熟，再加入鱼片、姜丝、葱丝和食盐，煮沸即成，可常食。

功效：补中益气，健脾和胃。

适应证：适用于手术后出现体质虚弱、食欲不振、恶心呕吐等症状者。

（3）健脾消食粥：山药、白扁豆各 30 克，鸡内金 10 克，大米 100 克。将山药、白扁豆、鸡内金一起入锅加适量清水用大火煮沸，再用小火熬煮 30 分钟，去渣取汁。将大米入锅用此药汁煮至大米熟透即成。可作为主食常服用。

功效：山药、白扁豆益气健脾，鸡内金消食导滞；此方具有健脾和胃、消食化积的功效。

适应证：适用于放射治疗期间或放射治疗后出现食欲不振、消化不良等症状者。

（4）大枣枸杞龙眼粥：龙眼肉、枸杞子各 15 克，大枣 10 枚，糯米 60 克。将上述原料一起入锅加适量清水用大火煮沸，再用小火熬煮至米熟即成，可常服。

功效：龙眼肉补益心脾、养血宁神，枸杞子滋补肝肾；此方具有健脾补肾、养血安神的功效。

适应证：适用于术后出现血虚、失眠、头晕等症状者。

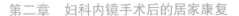

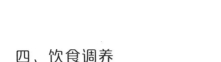

四、饮食调养

膳食要营养充足，原则上给予高蛋白质、高热量和高维生素的营养膳食，如牛羊肉、瘦猪肉、鸡肉、鱼、虾、鸡蛋及豆制品等，还可以给患者多喝牛奶、藕粉和鲜果汁，忌坚硬或辛辣刺激食物。

第五节　妇科手术后居家运动康复方案

妇科手术后坚持锻炼，可以有效预防并发症，如尿潴留、下肢静脉血栓、淋巴水肿、泌尿系感染等，促进术后机体的快速恢复。具体训练方法如下（以下训练方式，均在以不引起伤口疼痛为前提的情况下进行）。

一、预防下肢静脉血栓和水肿（10~15 分钟）

1. 脚趾训练

双手伸直置于体侧，双腿伸直向前，吸气，十趾紧握维持；呼气，十趾完全张开。反复练习 10~20 次。

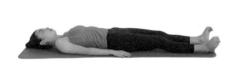
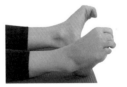

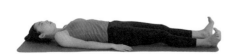
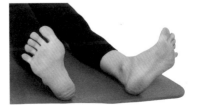

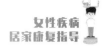
2. 脚踝训练

双手伸直置于体侧，双腿伸直向前，脚踝向内画圈 10~20 次、向外画圈 10~20 次。

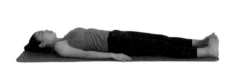
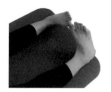

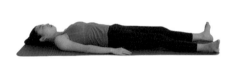
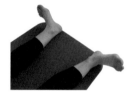

3. 踝关节屈伸训练

双手伸直置于体侧，伸直双腿，踝关节有力而缓慢地轮流屈伸 10~20 次。

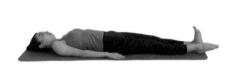
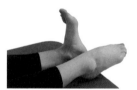

4. 膝盖灵活训练

仰卧位，双手伸直置于体侧，缓慢反复屈腿伸膝训练 10~20 次。

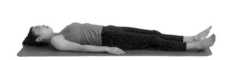
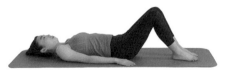

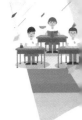

5. 仰卧屈膝蹬腿训练

仰卧位，双手伸直置于体侧，双腿交替往上蹬，似蹬自行车的动作，重复 10~15 次。注意：动作缓慢，不要憋气。

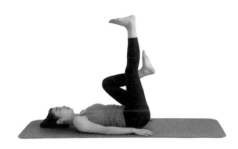
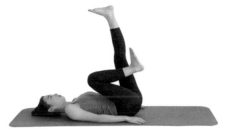

6. 仰卧身体扭转

仰卧位，双手向两侧平伸，双腿屈膝并拢带动骨盆转向一侧至最大限度，维持 3~5 秒后再向另外一侧旋转，重复 6~8 次。注意：在旋转过程中动作要缓慢，背部尽量贴近地面。

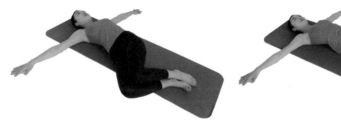
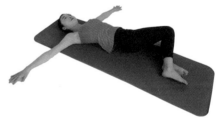

二、盆底肌运动

参见第七章，选择适合自己的体位和方法进行训练。

三、强化训练（10~15 分钟）

1. 腹肌训练

（1）保持四肢着地爬行姿势，吸气时，保持背部不动，吐气时骨盆后倾（臀部往耻骨方向用力），腹部肌肉收紧。

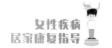

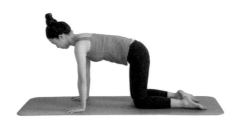

（2）运用毛巾辅助：借助腿部力量抬起上半身进行仰卧蜷腹，适合腹肌力量较弱或产后、手术后腹肌力量极弱者。

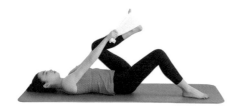
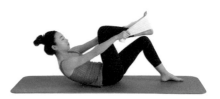

（3）以手碰膝：仰卧屈膝，蜷腹，一侧手支撑，另一侧手触对侧膝盖，维持3~5秒，重复5~8次，左右两侧交替进行。腹斜肌的训练，利用手肘作为支点，能够更加稳定地进行运动。适合体质比较虚弱、力量较差的人群练习。

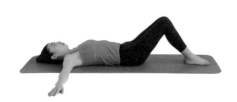
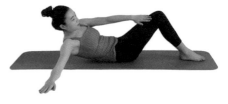

（4）以肘碰膝：仰卧，右手平伸置于体侧，左手屈肘置于头后，左腿屈膝，右脚置于左膝上。运动时，一边将手肘靠近膝盖，一边扭转身体。此方法比方法（3）收缩腹斜肌效果更强。

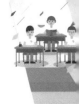

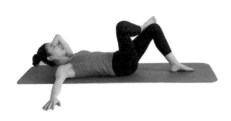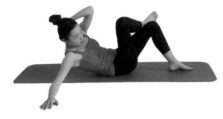

2. 背肌训练

俯卧位，鼻尖碰地，双手肘屈曲置于体侧，保持轻松舒适姿势，运动时从骨盆至头部依次用力，将上半身往后弯曲至胸部抬起，维持此姿势5秒钟后，缓慢依次回到原来状态。

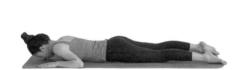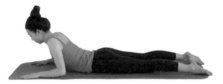

3. 强化大腿内侧肌群

坐位，双腿之间夹住薄毛巾，大腿内侧肌肉用力收缩，防止毛巾掉落。增加难度，夹住毛巾的同时，伸直抬起一条腿，保持5秒，再缓慢放下，双腿交替进行。依据个人适应能力调整训练强度。可从5秒慢慢增加到10~30秒。

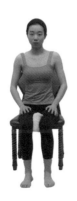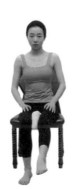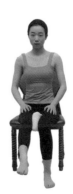

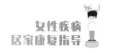
4.强化下肢肌群

站立位，踝关节并拢，保持不动，大腿间夹住薄毛巾，双手置于腰间，缓慢做骨盆旋转的动作，感觉像是大腿根部围绕脚踝绕圈一样，强化下肢肌群，并改善骨盆歪斜，重复10~20次（注意躯干始终朝前）。

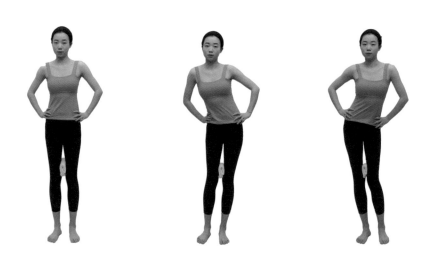

四、放松训练（5~10分钟）

1.放松背部

平躺在瑜伽垫或者床上，双手伸直置体侧稍外展，以肩和脚踝为支撑点，一边吸气，一边将背部慢慢抬高至最大限度，保持一组呼吸后，再缓慢吐气，一边吐气一边将背部落下。休息一组呼吸后，再重复进行该动作。注意：全身肌肉应放松。

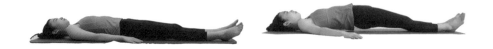

2. 放松腰臀部

平躺，双腿打开与骨盆同宽，双手放在腰间，一只手将同侧髂骨往下压的同时，该侧骨盆往下方（脚踝方向）移动，左右交替进行。应注意左右交替压低骨盆，刺激身体侧面的肌肉；平躺进行，可减少重力的影响，避免加重腰部的负担；运动时，主要依靠手的力量往下压骨盆，不需要太大的移动幅度。

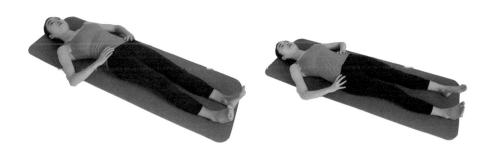

3. 放松髋关节

抱膝画圈，仰卧屈膝上举，双手置于膝盖上，双手帮助膝盖的同时往内往外画圈至最大限度，放松髋关节。

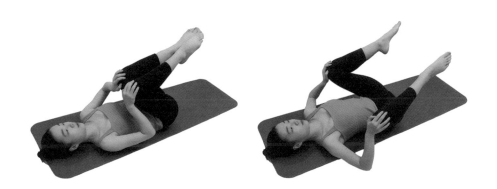

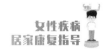
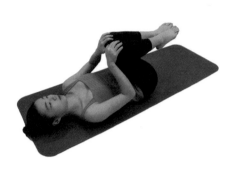
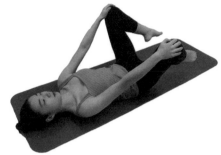

4. 放松腿部

平躺，双手伸直置于体侧，将双腿抬起 10°~15°，膝盖可以伸直或微微弯曲。抬起后完全放松放下，反复进行，放松腿部肌肉。在腿部放下的过程中，一定要将腿部完全放松，如果觉得腿部力量不够，抬腿过程中可稍微屈膝。

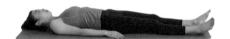
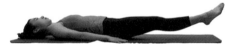

（周艳华　李旭红　彭　静　王昭君）

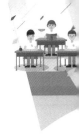

第三章　轻松度过更年期
——更年期综合征居家康复

第一节　我"更"了吗

　　女性更年期是指女性从生育能力强盛和性生活正常逐渐衰退到老年的这段时期，我国一般将 40~60 岁定为更年期的年龄范围。更年期是每个女性都必须经历的生理过渡时期，在此期间最突出的表现是月经紊乱。那么，怎么确定自己开始"更"了呢？准确地说，如果 40 岁以上的女性，在 10 个月内发生两次相邻的月经周期长度的变化达到或超过 7 天，就可以认为自己进入更年期了。

　　女性更年期综合征是指到了更年期阶段出现的，以机体内分泌变化所导致的自主神经系统功能紊乱为主，伴有神经心理方面的一系列不适症状，是更年期女性最常见的一种健康问题，约 2/3 的女性可出现不同程度的症状。病程长短个体差异较大，病程长达 1 年者占 18%；1~5 年者占 56%；超过 5 年者占 26%，有的甚至长达 10 余年。

第二节　为什么会"更"

　　导致更年期综合征的原因有以下几种。

1. 神经内分泌因素
由于卵巢功能衰退，内分泌功能紊乱，卵巢分泌的雌激素减少，引

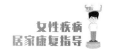

发器官和组织的衰退而表现出一系列的临床症状。

2. 遗传因素

有报道显示家族基因与更年期综合征发病及症状严重程度有关。还有报道显示：孪生姐妹更年期综合征开始时间完全相同，症状和持续时间也极其相近。提示本病的发生与遗传因素有相关性。

3. 其他因素

更年期综合征的发生还与职业、文化程度、健康状态、心理因素、家庭背景、个体人格素养、社会环境及精神神经因素等密切相关。有研究显示：农村女性更年期综合征发生率明显低于城市职业女性，文化程度越高，其发生率越高。其他影响因素如骨关节病、痛经、月经紊乱、心脏病、性兴趣减低、情绪不稳定型女性的更年期综合征的发生率明显高于无这些因素的女性。

第三节　更年期综合征有哪些表现

一、月经周期紊乱

月经改变是女性进入更年期的重要标志之一，女性到了40岁以后，会发现自己的月经周期时长时短，经量时多时少，月经期由原来的五六天变成了两三天，甚至更短，或者经期延长，淋漓不尽，并出现烦躁不安和焦虑等症。

二、血管舒缩失调

1. 潮红、潮热和出汗

潮红、潮热和出汗为更年期综合征最典型的症状，即突然莫名地感到面部发红发热，此现象称为潮热；面部皮肤有弥漫性或片状发红，称为潮红；有些人还伴有头晕、耳鸣、头部压迫感，像有一个箍绑着，或

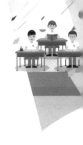

有胸部（心窝处）压迫感，像压了一块大石头似的难受。

2. 血压波动

以收缩压升高为主，血压波动时常伴有潮热等。

3. "假性心绞痛"

自己觉得心慌、心前区（心窝处）疼痛、心脏闷压，心电图检查正常（无心绞痛的心电图改变）。

三、精神和心理方面的障碍

（1）情绪易激动、急躁、焦虑、抑郁、多疑。严重者不能控制自己的情绪，哭笑无常，类似精神病发作。

（2）失眠：许多女性进入更年期以后，会出现夜里辗转反侧难以入眠，多梦易醒，夜间睡眠时间缩短，早醒并伴有烦躁、紧张不安等。

（3）皮肤刺痒、麻木感等。

四、其他表现

1. 肌肉、关节疼痛

常感到肩、颈、腰背部的肌肉和肌腱疼痛，肩关节、膝关节、腰骶关节和手指关节等部位疼痛。

2. 泌尿生殖系统症状

主要表现为泌尿生殖道萎缩症状，如阴道干燥、性交困难及反复阴道感染，排尿困难，尿频、尿急、尿痛、夜尿增多，压力性尿失禁等。

3. 新陈代谢障碍症状

单纯性肥胖（有的女性进入更年期以后由于糖代谢及脂质代谢异常，常会出现体重增加，身体脂肪分布发生改变：腹部、髋部、臀部、乳房、下颌等处发生脂肪堆积。据统计，更年期女性肥胖的发生率为15‰。）、尿糖阳性、血糖升高、血脂紊乱等。

4. 思维反应变迟钝

遇事失去以往的果断，对过去总有悔恨，对未来失去自信，总想

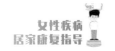

逃避，不敢面对现实；遇事难以决断，经常莫名其妙地感到心慌，惶惑不安。

5.皮肤松弛

皮肤是雌激素作用的重要的靶器官之一。随着更年期女性的雌激素分泌减少，皮肤也日渐发生变化，如表皮变薄、水分减少、皮下脂肪减少及皮肤弹性减弱甚至丧失，头面部、颈部及四肢的皮肤开始出现皱纹和松弛、皮肤瘙痒等现象。

6.性功能障碍

更年期雌激素水平降低是更年期女性性行为发生改变的根本原因，也是最重要的原因之一。雌激素水平下降，女性阴道分泌物减少，润滑作用减弱，导致性生活疼痛甚至性冷淡。

7.骨质疏松

女性进入更年期至绝经后骨量流失加速，可引起骨小梁变薄和断裂，使骨密度下降导致骨质疏松。如果没有及时补充足量的钙和维生素 D，缺乏运动和日光照射，骨头中的钙质将会加速流失。

第四节　更年期综合征的保健措施

虽然更年期综合征不可避免，但大多数女性通过自身调节及适宜的康复预防、保健措施，都能顺利度过这个阶段，以减少痛苦，提高生活质量。以下防治方法供大家参考。

一、加强对更年期的了解

更年期女性自身应该通过门诊咨询或书报杂志、专题讲座、电视广播等方面了解一些更年期生理卫生知识，明白这是每一个女性都必须经历的生理时期，要以乐观的态度面对，在医生的正确指导下顺利度过更年期。同时，医生应主动为更年期女性提供各种有效的社区医疗和保健

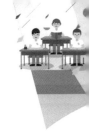

服务，引导该阶段女性积极面对、轻松度过更年期。

二、心理调节

　　学会自我心理调节是顺利度过更年期的一个重要方法。首先要学习和了解更年期的发生原理和临床表现，不能过分地焦虑紧张；多参加社区活动、集体活动，分散自己的注意力；多与家人沟通交流，多关爱家人和朋友，以获得更多的理解和关爱，感受家人、朋友的温暖。很多人在更年期情绪波动很大，容易消极、抑郁，也容易急躁、发怒，这还需要我们学会自我情绪管理，也可以采用自我放松术来调整情绪（自我放松术详见第五章），让自己顺利地度过这一阶段。

三、加强锻炼

　　适度运动可以帮助女性轻松度过更年期，这对调整和维持生理功能的平衡有良好作用，也是避免肥胖、保持骨量的有效方法。锻炼方式应该因人而异，要结合自己的身体状态选择强度合适的运动，更年期女性的运动需掌握三个原则，一是动静适度，以"轻、柔、稳"为原则，可以选择瑜伽、慢跑、打球、游泳、打拳、健康大步走、老年健身操、广场舞等；二是循序渐进，以不产生疲劳为度，运动强度以达到出微汗为宜并确保安全的心率——靶心率[靶心率=170-年龄（岁）]；三是持之以恒，健康女性理想的运动量为每天锻炼30~60分钟，如果不能每天锻炼，则每周保持锻炼3~5次。

四、规律生活

　　合理安排自己的作息时间，早睡早起，不熬夜，保证每天23点前入睡。每天必须保证7~8小时的睡眠时间；晚上不宜喝浓茶、咖啡、白酒、碳酸饮料、高糖分饮料等；尽量不吃夜宵，晚餐时间在18—19点为宜，夜间不宜观看暴力、恐怖、惊悚等影视节目，以免影响睡眠；22点以后控制喝水量。

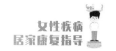

五、盆底肌锻炼和盆底康复治疗

女性到了更年期，盆底肌变得松弛，肌肉力量变弱，容易出现咳嗽、打喷嚏、跑跳或大笑时漏尿的现象，这也是严重影响更年期女性生活质量的因素。在家可以做盆底肌居家运动训练（参见第七章）。若家庭康复效果不佳，建议去医院做盆底筛查和盆底康复治疗，进行有针对性、个体化的康复，但这项康复措施需要医院与家庭两者相结合，循序渐进、持之以恒，效果会更理想。

六、私密整复治疗

私密整复治疗是利用高科技治疗仪器，作用于萎缩的外阴、阴道，刺激组织再生，恢复私处的弹性、厚度、分泌功能和敏感性。私密整复有以下功效：修复阴道萎缩组织，使阴道重新恢复光滑紧致；调节阴道分泌液，增加阴道润滑度，消除阴道干涩；滋润阴部，深层抗衰；保护阴道免受细菌入侵，预防妇科感染，解除更年期性生活苦恼。需要提醒大家的是，做这项治疗一定要选择正规且有资质的医院。

七、虚拟现实与想象疗法

虚拟现实技术（VR）是一种新兴且发展迅速的技术，属于跨学科综合集成技术，涉及计算机图形学、人机交互技术、传感技术、人工智能等多个领域。它利用计算机的专业软、硬件和外围设备，形成逼真的三维视、听、触、嗅等感觉，使人作为参与者通过适当装置，与虚拟世界进行体验和互动。以其独有的临境性（身临其境）＋交互性（与虚拟环境的交互感受）＋想象性（放飞心情，想象已经发生或希望发生的愉快的人和事）来治疗生理不适和心理抑郁、焦虑的方法。在医院利用高科技虚拟现实仪器治疗，在家同样可以发挥自己的想象，进行虚拟想象疗法。如你可以坐或躺在沙发上或地板上，伴着轻柔的音乐，闭目想象坐或躺在四周铺满鲜花的草地上，全身放松；想象天空中云彩飘扬，微风抚摸你的脸颊，小鸟在空中呢喃，草地不远处还有一条清澈的小河，河

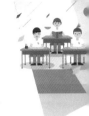

里的鱼儿在欢快地游动……所有自己喜欢的场景，你可以尽情地想象，来调节情绪，释放压力。虚拟想象疗法一天中可以进行 2~3 次，每次 10~20 分钟，尤其在失眠的时候，可以尝试此方法。

八、定期健康检查

更年期是女性的"多事之秋"，随着年龄增长和雌激素水平的下降，更年期女性的糖代谢、脂代谢、甲状腺功能、心血管、泌尿生殖系统、乳腺等均有较大的变化，建立健康理念，加强自我保护，定期进行健康检查和评估尤显重要。健康女性一般每年需要定期进行全面的健康检查，包括肿瘤的筛查，达到早发现、早诊断、早治疗的目的，为顺利度过更年期保驾护航。

九、药物治疗

更年期综合征的药物治疗分为一般治疗和激素补充治疗（HRT）。一般治疗如镇静、自主神经系统调节剂、钙剂、维生素 D、降钙素、双膦酸盐类等。如睡前服用艾司唑仑 2.5 毫克以助睡眠，口服谷维素 20 毫克，每日 3 次，以助调节自主神经功能（提醒大家一定要到正规医疗机构并在专业医生指导下服用药物）。

激素补充治疗是针对更年期相关健康问题而采取的一种医疗措施，可有效缓解更年期综合征相关症状，从而改善生活质量。更年期综合征的主要根源是性激素的波动或减少，而激素补充治疗是从根源解决"缺什么"的问题。激素补充治疗包括雌激素、孕激素和组织选择性雌激素活性调节剂，用药途径有口服、经皮肤给药及阴道局部给药等。根据健康检查情况和治疗目的不同而选择不同的药物和不同的给药途径，必须在专业医生指导下严格掌握适应证和禁忌证后使用。使用激素补充治疗需定期到正规医疗机构进行评估，明确受益大于风险才可继续使用。用药时间长短因人而异，停止激素治疗时，一般主张应缓慢减量或间歇用药，逐步停药。

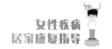

第五节　更年期综合征居家中医调理方案

更年期综合征中医学认为是由于任脉虚，太冲脉少，天癸竭等导致女性自然衰老的现象。在更年期阶段，女性由于肾气渐衰、精血不足、冲任亏虚，导致心肾不交、心火内扰、肝肾阴虚、肝阳上亢、脾肾阳虚等证。因此在治疗时，以补肾气、调冲任、和阴阳为主要方法。治疗女性更年期综合征，必须抓住阴虚之根本。具体调治方法如下。

一、居家穴位自我手法按摩

1. 取穴

百会、关元、肾俞、太溪、三阴交。

（1）百会：头顶正中线与两耳连线的交点处。头为诸阳之会，此穴又在督脉上，督脉为阳脉之海，故此穴能调补人体一身之阳气。主治：眩晕、中风、失眠、健忘、脏器脱垂、腹泻等。

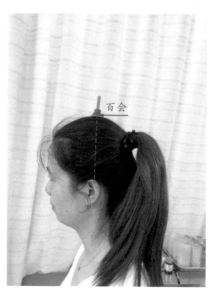

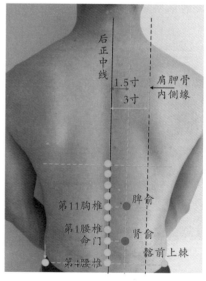

（2）肾俞：第 2 腰椎棘突下旁开 1.5 寸。简便取穴：两侧髂前上

棘连线与脊柱交点为第4腰椎，往上推两个椎体，旁开两横指（即1.5寸）处即是。主治：腰膝酸痛、月经不调、夜尿频等。

（3）太溪：在足内侧，内踝尖与跟腱之间的凹陷处。即内踝尖向后推至跟腱之间的凹陷处，大约为内踝尖与跟腱之间的中点，按压有酸胀感即是本穴。主治：因肾精不足、肾阴亏虚所致头痛、头晕、腰膝酸软、失眠健忘、月经不调、尿频等。

（4）三阴交：小腿内侧，足内踝上3寸，胫骨内侧后缘。简便取穴：除拇指外余四横指并拢为一夫，即3寸，内踝尖上一夫，胫骨后缘即是。该穴为人体四大强壮穴之一，有健脾益气、清利湿热、镇静安神、调补肝肾之功。主治：月经不调、痛经、尿频尿急、水肿、不孕、遗精、产后血晕、腹胀、便秘、失眠、眩晕等。

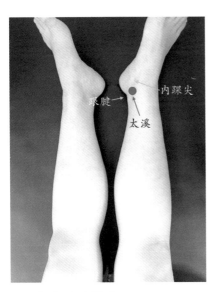
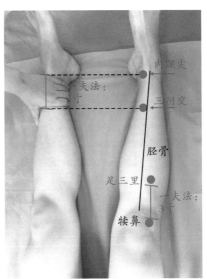

2. 自我手法按摩

操作方法：取仰卧位或坐位，用拇指、食指或中指的指腹，或按摩工具亦可，依次揉按百会、关元、肾俞、太溪、三阴交，每穴1~3分钟，以局部出现酸胀感为度。如果有心烦、失眠、口渴等情况时，加揉按神门、内关、劳宫以清虚火，养心神；有易怒、急躁、口苦、胁肋部隐隐作痛

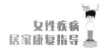
等情况时加揉合谷、太冲、涌泉以疏肝补肾，滋阴潜阳；五更泻、面色淡白、腰膝冷痛、小便清长等脾肾阳虚表现时，加揉肾俞、脾俞、足三里以健脾益气，温补肾阳。

二、艾 灸

艾灸百会、关元益气温阳。将艾条的一端点燃，对准应灸的腧穴，距皮肤 2~3 厘米处进行艾灸，使患者局部有温热感而无灼痛为宜，命门（后正中线上，第 2 腰椎棘突下，两肾俞中点）可用艾灸盒灸，一般每穴灸 10~15 分钟，至皮肤发红为度，脾肾阳虚时加灸脾俞、肾俞。

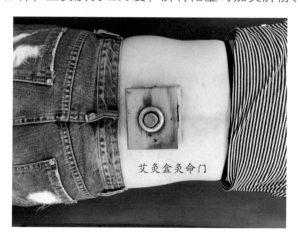

艾灸盒灸命门

三、药 膳

（1）玄地乌鸡汤：玄参 9 克，生地 15 克，乌鸡 500 克，调味品少许。乌鸡洗净去内脏，将玄参、生地置于鸡腹中捆牢，加水，文火炖熟，放调味品，可作为菜肴长期服用。

功效：补血滋阴、补肾平肝。

适应证：适用于更年期女性肾虚、头晕、气阴不足者。

（2）菊花百合汤：白菊花 6 克，干百合 30 克（鲜品加倍），白糖少许。菊花、干百合洗净、泡胀，加水同煮，待干百合软烂，可适当加白糖食用。

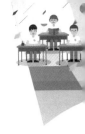

每周 3~4 次，可长期饮用或当茶饮。

功效：养心安神、平肝潜阳、清肝明目。

适应证：适用于更年期女性肝阳上亢、心神失安者。心烦、易怒、失眠、口干、心神不宁等症状消失后可停止服用。

（3）甘麦莲枣汤：甘草 10 克，小麦 30 克，麦冬 10 克，莲子 15 克，大枣 30 克。将甘草、小麦、麦冬先煎汁取渣，用药汁煮莲子、大枣，同服。每日 1 剂，早晚分服，半个月一疗程，各疗程间隔 1 周。

功效：清心安神、养阴润燥。

适应证：适用于更年期女性伴有潮热出汗、烦躁心悸、忧郁易怒、面色无华者。

（4）赤豆薏仁红枣粥：赤小豆、薏苡仁、粳米各 30 克，红枣 10 枚，每日熬粥食之。每日 2 次，每周服 3~4 天，可长期服用。

功效：健脾益气。

适应证：适用于更年期女性伴有肢体水肿、皮肤松弛、关节酸痛者。

（5）莲子百合粥：莲子、百合、粳米各 30 克同煮粥，每日早晚各服 1 次，每周 3~4 次，可长期服用。

功效：清心安神。

适应证：适用于更年期女性伴有心悸不寐、怔忡健忘、肢体乏力、皮肤粗糙者。

四、饮食调养

1. 限制热量，控制体重

更年期女性容易发生肥胖，所以需要限制饱和脂肪酸及糖分的摄入。建议选择植物油，如菜籽油、葵花籽油、茶籽油等；多吃杂粮、杂豆、蔬果等膳食纤维含量高的食物；多吃如鱼类、瘦肉等不饱和脂肪酸含量较高、热量较低的食物；也可多吃豆制品，增加优质植物蛋白等；减少额外摄入的糖分，如糖块、含糖饮料等。以上对缓解更年期盗汗、潮热

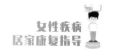
等症状均有明显的效果；此外，还需注意进行适当的运动，只有达到"吃动两平衡"，才能够长期保持理想体重，预防肥胖。

2.预防骨质疏松

骨质疏松是更年期女性最常发生的疾病之一，骨头中钙质的逐渐流失，导致骨质稀薄，呈现中空疏松的现象。绝经前每日补充钙1000毫克，绝经后应摄入1500毫克才能满足机体的需求。建议更年期女性养成每日饮用1~2大杯牛奶（500毫升左右）的习惯，酸奶、豆制品、小虾皮等也是很好的选择，同时补充维生素D，增强钙质的吸收。必要时加服钙制剂和补充雌激素，加强户外运动，多晒太阳，预防骨质疏松。

3.注意均衡饮食

定时定量用餐，不偏食挑食。避免刺激性的食物，如浓茶、烈酒及辛辣食物等，食物烹调应注意色、香、味俱全，最好以蒸、煮、焖、炖、炒等方式，避免吃油炸、烧烤、熏制、腌制等食物。

第六节　更年期综合征居家运动康复方案

运动可以有效预防更年期综合征的发生和发展，减轻更年期综合征的症状。以下是相关肌肉的拉伸、核心肌群的强化以及放松训练的方法，此方法简单易学，可长期坚持训练。

一、拉伸训练（5~10分钟）

1.身体扭转

站立，双手置于腰间，双腿与肩同宽，右腿往前侧方踏出1步，躯干慢慢向右后方旋转至最大限度，维持3~5秒后回到原位。重复5~8次。换另一侧做同样的训练。注意：运动时骨盆以下不要转动，保持骨盆向前的姿势。

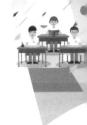

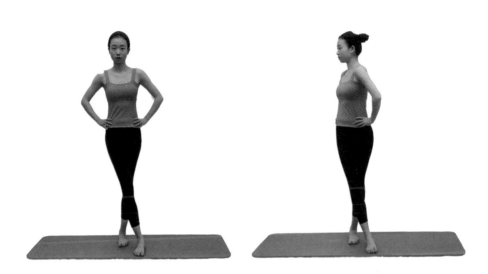

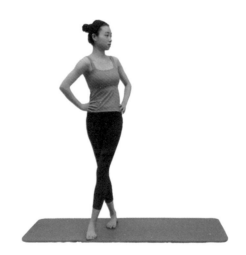

2. 体侧拉伸

双腿屈曲盘坐位，足跟尽量靠近身体，腰背挺直，右手屈曲 90°，放于身体右侧，左手屈曲置于后脑勺，身体向右侧缓慢拉伸至最大限度，维持 3~5 秒再回原位。重复 5~8 次。换另一侧做同样的训练。注意：运动时臀部不能离开地面，可以最大范围地拉伸体侧的肌肉。

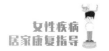
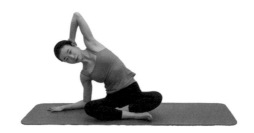

3.腿部前侧拉伸

俯卧，双手放在额头下方。单腿弯曲，用同侧的手抓住脚背使足跟尽量贴近臀部，维持5~10秒后回到原来姿势。左右交替进行，重复5~8次。

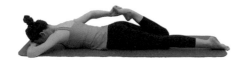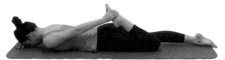

4.腿部后侧拉伸

坐位，保持腰背部挺直，双手平举与地面平行往前伸展，上半身以腰部为折叠往手指方向延伸，使腹部尽可能贴靠大腿，维持5~10秒后回到原来姿势，重复5~8次。注意：保持腰背挺直。

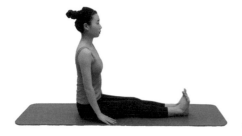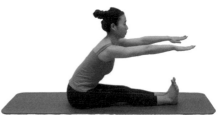

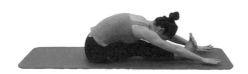

二、盆底肌运动

参见第七章选择适合自己的体位和方法进行训练。

三、强化训练

1.强化腹肌

仰卧，上半身到头部完全平放在垫子上，腹部用力将上半身抬起，双手抓住垫子的边角辅助，维持 5~10 秒后放松，重复 5~8 次。注意：头部、颈部不要用力，将意识集中在腹部进行强化。

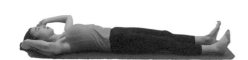
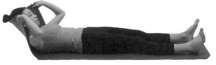

2.强化侧腰肌

（1）仰卧，上半身到头部完全平放在垫子上。腹部用力将上半身抬起往斜方向，双手抓着垫子边角辅助，维持 5~10 秒后放松，重复 5~8 次。

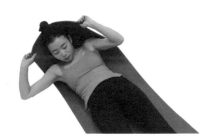
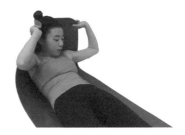

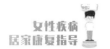
（2）仰卧屈膝，双手抱于胸前，腹部用力，上半身向一侧扭转，同时抬起对侧膝盖，让另一侧手肘靠近膝盖，扭转身体抬起上半身，维持5~10秒后放松。重复5~8次，左右交替进行。

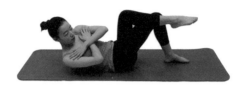

四、放松训练

1. 放松腰部

仰卧，双手向两侧平伸，一侧膝盖屈曲转向对侧至最大限度扭转身体，维持10~20秒后放松。重复5~8次，左右交替进行。

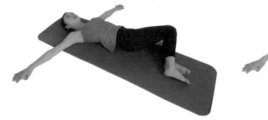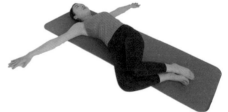

2. 放松背部

仰卧，双腿屈曲，双手抱住大腿根部往胸前拉伸，维持10~20秒后放松。重复5~8次。

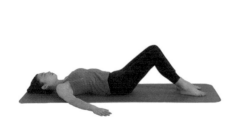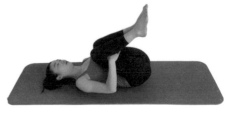

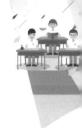

3. 放松腿部

仰卧，双手两侧自然伸直，将双腿抬起 10°~15°，膝盖可以伸直或微微弯曲。抬起后完全放松，上下反复进行。注意：腿部放下的过程中，一定要将腿部完全放松，如果觉得腿部力量不够，抬腿过程中可稍微屈膝进行。

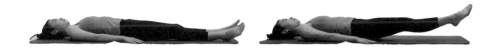

第七节 小故事分享

王女士是一名中学语文老师，育有一儿一女，夫妻感情很好，子女也各自发展得比较好，生活安逸幸福，是身边同龄朋友都羡慕的对象。但自从王女士过了 45 岁生日以后，家人和朋友就发现她好像变了一个人，整天愁眉深锁，脾气说变就变，常常丢三落四，感觉做啥事都提不起兴趣，容易为一点小事就与身边的人大吵大闹。王女士自己也发现月经量少且不规律，还经常失眠多梦、情绪低落、注意力不集中。夫妻生活也没了往日的和谐，每次拒绝老公时，她明显感觉到了老公的不悦，王女士的内心非常苦恼和无助。

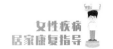

　　然而，生活中的烦恼并不会因为你的伤心或者苦恼而停止，一连串的问题还没有得到解决，又出现了新的状况——王女士发现自己打喷嚏或者咳嗽的时候会有尿液流出，这让王女士变得更加烦躁不安。好在老公很体贴，发现她的情况不对，就带她到了医院。首先看的是心理门诊，医生告诉他们这是更年期综合征的表现，详细给他们解释了更年期综合征的相关原因以及应对方法，并且为王女士制订了为期3个月的心理康复治疗方案。漏尿和性生活的问题到了康复治疗中心，康复科医生为她量身定制了一套详细的盆底康复方案。王女士接受了为期1个月的个性化康复治疗后，漏尿和性生活的问题圆满解决。尽管时常还会有莫名的潮热、出汗、失眠，但王女士已经对更年期综合征的发生原理了解透彻，再也没有了害怕、怀疑和担忧，能正确地面对更年期综合征的出现。加上王女士坚持在家配合医生制订的家庭康复方案，半年以后，更年期的苦恼从此远离了她。大家都说以前开心幸福的王女士又回来了！

（江红玉　祖月娥　周罗治非　黎晶晶）

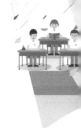

第四章　饮食男女，人之大欲存焉

——女性性功能障碍的居家康复指导

第一节　女性性功能障碍的概念

女性性功能障碍是指女性在性生活过程中一个或几个环节出现问题，出现与性交有关的疼痛，不能或者不想参与性生活，或不能达到其所期望的满意程度，造成身体的不舒适和心理上的痛苦。国外报道：在所有成年女性中，有43％的女性发生不同程度的性功能障碍，其中以性欲障碍和性高潮障碍最常见。国内报道：在23~55岁健康女性中，性生活不满意者占55.5％，性高潮困难者占39.7％，性交频率每月少于2次者占31.75％。

第二节　女性性心理特点

女性性意识的产生早于同龄男性2年。女性更强调身心的整体感，要有爱才有性，注重性的情趣和心理的感受。但在性生活过程中，女性始终处于被动地位，需要伴侣更多的温柔、体贴、细心和爱抚。

第三节　女性正常性生活必须具备的条件

女性正常性生活必须具备的条件有：正常的性器官，健全的神经

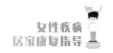

系统及内分泌系统，适量的性激素诱发和驱动性欲，必要的性刺激加上性对象的视觉、听觉、触觉刺激，以及关于性的自我想象、过往性经验的回忆，性相关的文字、图画、视频等刺激，才能很好地唤起性欲望。

第四节　女性正常性反应周期

女性正常性反应周期包括性欲期、性兴奋期、性持续期、性高潮期、性消退期。

1.性欲期

性欲期指心理上受非条件和（或）条件性刺激后对性的渴望阶段。此期以性幻想和对性渴望为特征，只有心理变化，无明显生理变化。

2.性兴奋期

性兴奋期指性欲被唤起后机体开始出现的性紧张阶段。此期主要表现为生殖器充血，以阴道润滑为首要特征，一般在性刺激10~30秒后分泌润滑液使阴道润滑，出现阴蒂和大小阴唇肿胀及阴道长度增加，乳房肿胀和乳头勃起，心率加快，血压轻度升高，呼吸加快及全身肌肉紧张，腹肌收缩，盆底肌收缩，阴道内扩张；心理上表现为性兴奋。

3.性持续期

性持续期指性兴奋不断积聚，性紧张持续稳定在较高水平阶段，又称平台期。此期生殖器充血更明显，阴蒂勃起，阴道更润滑，盆底深层肌持续收缩，子宫上移，浅层肌持续收缩，阴道外口缩窄而内扩张，阴茎放入时松，出来时紧缩，有效增加摩擦。乳房进一步肿胀，全身肌肉紧张更明显，心率及呼吸继续加快，血压进一步升高，进入明显兴奋和激动状态。

4.性高潮期

性高潮期为身心极度快感阶段，是性反应周期中最关键最短暂的阶段。伴随性高潮的到来，阴道和肛门括约肌发生不随意的节律性收缩3~12次，由强到弱逐步消失，子宫也发生收缩和提升，同时伴面部扭曲、全身痉挛、呻吟、出汗及短暂神志迷乱。心率加快、呼吸加快、血压升高。只持续数秒，在短暂时间里通过强烈的肌肉痉挛使逐渐积累的性紧张迅速释放。心理上感受到极大的愉悦和快感。

5. 性消退期

高潮后性紧张逐步松弛并恢复到性唤起前状态的阶段。此期第一生理变化是乳房肿胀消退，随后生殖器充血、肿胀消退，全身肌张力恢复正常，心率、血压和呼吸均恢复平稳，感觉舒畅，心理满足。

第五节　男、女性反应的区别

男性的性反应周期分为性兴奋期、性持续期、性高潮期、性消退期。特点是能迅速地进入性兴奋状态，与"主动性"和"进攻性"有关。

女性性反应是"缓慢的""被动的"。

女性具有连续性高潮能力，男性在性高潮过后，短时间内不能继续性兴奋。

通常认为男性的性反应只有一种模式，而女性的性反应则根据性高潮的情况分为 A 型、B 型、C 型三种模式。

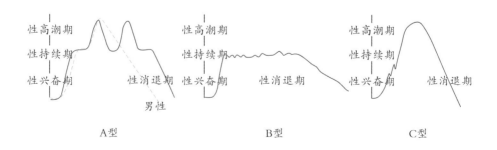

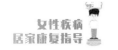
第六节 女性性功能障碍有哪些类型

1. 性欲障碍

性欲障碍表现为缺乏性幻想、性欲低下、没有性冲动、对性伴侣的性刺激缺乏反应。这些表现女性自己无痛苦，但会影响婚姻关系、家庭幸福。性欲障碍者有的表现为持续的性恐惧或回避与伴侣的性接触，出现对性行为的排斥或憎恶。严重者甚至表现出非常厌恶与异性接触，并对性接触和性生活产生恐惧反应。在受到性刺激时大多生殖器不充血、阴道渗液减少至润滑度不足，导致性交疼痛而更惧怕性生活。

2. 性唤起障碍

（1）主观性唤起障碍：性唤起的感觉（性兴奋和性愉悦）缺乏或显著降低，但生殖道润滑性和其他机体反应存在。

（2）生殖器性唤起障碍：性唤起的感觉（性兴奋和性愉悦）正常，但生殖道润滑性和其他机体反应极少，阴道是干涩的。

（3）复合型性唤起障碍：以上两种情况同时存在。

3. 性高潮障碍

对性刺激，自我感觉有性冲动、生理上会出现阴道收缩、高潮射液，呼吸心跳加快、全身肌肉紧张收缩等性兴奋表现，但没有性高潮，或性高潮的兴奋程度减弱，或性高潮出现延迟，心理痛苦（国外新的数据统计：10% 的女性从未感受过性高潮，25%~33% 女性有性高潮障碍，60%~75% 女性无阴蒂刺激则不能达到性高潮）。

4. 性交疼痛障碍

与性交或性刺激有关的生殖器疼痛，包括性交痛、阴道痉挛和性刺激疼痛。

（1）性交痛：持续或反复地出现与性交相关的生殖器疼痛。

（2）阴道痉挛：持续或反复地在阴茎插入之时出现阴道外 1/3 肌肉结构的痉挛性收缩，干扰了阴茎插入，并引起心理痛苦。

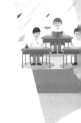

（3）性刺激疼痛：持续或反复地发生性刺激时（如抚摸乳房、外生殖器）引起的生殖器疼痛。

第七节 女性性功能障碍的病因

1.社会心理因素及伴侣因素（占90%）

（1）宗教和保守的性观念、消极的性态度。

（2）外界因素造成的心理压抑，如都市快节奏生活的影响、工作压力和社会地位等因素。

（3）错误的性知识，对性生活或性能力过高的期望和要求，以及性生活中充当"旁观者"，没能积极参与。

（4）操作焦虑：是性焦虑的一种，表现为过分关注自己或配偶的性表现，不能全身心投入到自由自在的、能够带来无穷乐趣的性体验中。

（5）婚姻冲突（恶劣的夫妻、婆媳、翁媳关系），如猜疑、不信任、憎恨等。

（6）过去的性经历留下的心理阴影，如强奸或第一次性生活时对方粗鲁的性行为。

（7）居住环境没有私密性。

（8）伴侣有性功能障碍等问题。

2.医学因素

（1）子宫内膜异位症——盆腔疼痛。

（2）阴道炎——阴道敏感疼痛。

（3）血管性因素（高血压、冠心病）。

（4）甲状腺功能亢进、甲状腺功能减退。

（5）肾上腺皮质疾病。

（6）慢性阻塞性肺疾病、肾功能不全。

（7）神经系统疾病（多发性硬伤、脊髓损伤、癫痫、糖尿病性神

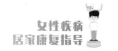

经病变）。

（8）慢性骨关节疾病引起姿势受限。

（9）手术（卵巢切除，外阴根治术，子宫阴道肿瘤及乳腺癌根治术）及治疗手段（如放射治疗）的副反应。

3. 年龄因素

女性随着年龄的增长性功能初步退化，伴随出现性欲和性生活的频率降低。

4. 妊娠和分娩

损伤盆底及产道直接影响性生活；妊娠和分娩导致盆底功能障碍性疾病发生，如压力性尿失禁，大便失禁，子宫脱垂，阴道前、后壁膨出等，进一步影响性生活。

5. 药物因素

很多常用药物可影响女性性功能。

6. 不良生活习惯

不良生活习惯如酗酒、吸烟、熬夜、上网等。

7. 性知识、性技巧缺乏

性知识、性技巧缺乏包括性伴侣不了解女性性反应的特点，缺乏适当的性刺激，缺乏交流技巧，选择不适宜的时间和地点等。

第八节　女性性功能障碍的防治

一、女性性功能障碍的预防

（1）尽早接受性知识教育（如隐私部位的保护，避孕和生殖，性生理、性心理知识等），走出性迷茫。

（2）注意保护女性，避免受到侵害；如不小心受到侵害，一定要接受身体和心理康复治疗。

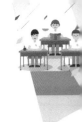

（3）女性婚后学习更多关于自身各个生理期知识，性生活知识，性技巧等。

（4）避免不良行为习惯，应健康饮食、生活规律。

（5）学会自我心理调适，如适时调节心理压力，缓解紧张焦虑情绪等，若不及时调整都会影响性功能。

（6）注意泌尿生殖系统疾病的预防。对盆腔炎、阴道炎、尿道炎等泌尿生殖系统感染需多加防范，如有感染应及时就医。

二、女性性功能障碍的治疗

患有性功能障碍的女性受传统思想影响，认为该病是羞于启齿的，一般选择隐忍，不愿意到医院接受治疗；同时也有很大一部分女性不知道该到医院哪个科就诊，也耽误了医治。如果怀疑自己患有性功能障碍，应到正规医院就诊，及时治疗。

1. 心理治疗

心理治疗很重要，及时进行性心理咨询，找出产生心理障碍的原因，做好性心理疏导。同时配偶的支持与体贴，是康复的基础与关键。

2. 一般治疗

鼓励阅读有关性知识和性技巧的书籍，夫妻双方多沟通、调整性交姿势、选择性生活时间和地点，尝试性幻想，放听性爱背景音乐，观看影像资料，使用润滑剂等。学会放松身体，不要刻意追求性高潮（导致焦虑）；性生活时，应保持充分的前戏（适可而止），良好的夫妻及家庭关系（平时生活），性技巧的尝试与使用（抚摸阴蒂），以及性幻想（强化性刺激）等。

3. 原发病治疗

如果有糖尿病、高血压病、动脉粥样硬化、心脏病、子宫内膜异位症、外阴阴道炎、压力性尿失禁等原发病，应及时治疗。

4. 性行为疗法（对性交恐惧症很有效）

（1）自我刺激训练：用手抚摸或振荡器刺激外生殖器，获得性高潮体验，有成功体验后伴侣再配合进行性生活。

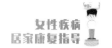

（2）脱敏疗法（针对阴道痉挛）：采取阴道扩张法（扩张器、手法按摩）等降低肌肉张力，放松痉挛的肌肉，恢复阴道弹性，缓解疼痛。

（3）G点（性感带）刺激：G点由德国妇产科医生恩斯梯·格拉齐柏首先提出，指在阴道前壁靠近阴道口3.5~4厘米处，它是女性的性感带，当该部位受到刺激时，能够引起高度性兴奋。

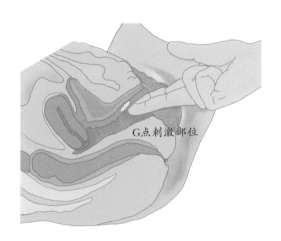

G点刺激部位

5. 盆底康复治疗

（1）盆底肌力量训练

1）主动强化盆底肌训练：自我主动收缩阴道尿道口及肛门周围的肌肉。具体训练方法为：可采用站、坐、卧任意体位下，排空尿液后做缩紧阴道肛门的动作。避免臀部和腿部用力，以最大力气的50%收缩5~10秒，慢慢放松，休息5~10秒，重复30~50次，每日训练2~3组。有报道指出：产后第2天、42天、3个月时指导产妇行主动强化盆底肌训练，发现训练后的产妇，性生活频率、性生活质量及盆底肌综合肌力等方面优于对照组。而且产后开始训练的时间越早，盆底肌功能及性功能恢复的效果越明显。

2）被动强化盆底肌训练：利用盆底康复设备进行盆底肌电生物反

馈疗法，恢复受损的盆底神经和肌肉功能，改善局部血液、淋巴循环，可有效提高女性性功能障碍者盆底综合肌力与性交频率，降低性交疼痛。

（2）阴道紧致康复治疗：利用二氧化碳激光治疗仪对阴道进行刺激，使退化和萎缩的阴道黏膜上皮恢复活力，使阴道重新恢复光滑紧致；刺激阴道增加分泌物，增加润滑度，消除干涩，恢复阴道紧致，改善性交疼痛、性欲低下、无性高潮等性功能障碍。

6.药物治疗

无论使用什么药物治疗，一定要到正规专业的医院找医生获取。

7.感觉集中训练

感觉集中训练是美国性学大师玛斯特斯博士和心理学家约翰逊博士率先发展起来的。玛斯特斯和约翰逊认为：许多性功能障碍是由操作焦虑造成的；因为害怕性行为失败，在性生活时紧张，这种焦虑恐惧的情绪破坏了作为本能的性行为，久而久之形成性功能障碍的错误行为模式。感觉集中训练是让夫妻双方重新学习正确的性行为模式，循序渐进，每走一步都要体会双方互相给予的快感，增加信心与乐趣，消除焦虑。

（1）感觉集中训练第一阶段——非生殖器感觉集中训练（爱抚阶段）：

1）首先征得配偶双方的同意，在进行此项训练期间，不能性交，也不能抚摸女方的乳房和相互抚摸生殖器。

2）爱抚阶段应选择在一个安静、温馨、安全且无威胁性的环境中进行，不谈论与训练无关的事，专心进行爱抚体验。目的是使配偶双方开始树立信心和亲密感，但是，不能超越爱抚阶段所允许的范围。

3）爱抚时的体位要求双方能注视到对方的全身。

4）根据夫妻双方的具体反应决定每周爱抚的次数，每周3次较合理。

（2）感觉集中训练第二阶段——生殖器感觉集中训练：在本阶段训练中，配偶双方应该继续互相交换意见和要求。最初在每次训练时也应继续采取配偶一方主动和另一方被动的方式进行抚摸，并且轮换担任

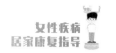
这种角色。在本阶段不能进行性交。

（3）感觉集中训练第三阶段——阴道容纳：夫妻双方在生殖器感觉集中训练中获得体验后，即可开始进行阴道容纳的治疗。阴道容纳时的体位一般采用女上位的姿势，或侧位姿势。着重体会性快感和提高控制性高潮的能力。此阶段训练目的之一是减少夫妻间因性交而引起的焦虑。

（4）感觉集中训练的注意事项：

1）挑选合适的时间和地点，性生活前双方都要清洁身体，可热水淋浴来放松心情。

2）在训练接近完成之前，决不要试图进行性交。训练中所做的非生殖器及生殖器的抚摸，都只是恢复双方互相给予的快感。

3）感觉集中训练是一种渐进的改变方式，改变需要时间，不需要急着往前冲。有时经过好几周，甚至好几个月之久，不能进行性生活。将一个复杂的性行为分解为一些小步骤，重新塑造性生活操作的模式，从而获得成功的经验，进而实现把过去因操作焦虑而不成功的性生活，变为成功而愉悦的性满足。

8.阴道干涩，性交疼痛处理

为了最大限度地减少性交导致的不适，可手法按摩阴道及会阴，使其放松；阴道表浅不适可用润滑剂（推荐水溶性且酸碱度与阴道接近的润滑剂）；深部性交疼痛尽量避免阴茎深部插入，避开疼痛的位置。如果仍有疼痛，建议到正规医院妇科和盆底康复中心就诊。另外，阴道按摩可帮助舒缓阴道痉挛、干涩和疼痛，每晚洗浴过后，丈夫洗净手指或戴无菌手套涂抹润滑剂后，用食指和中指轻柔伸入阴道，按顺时针方向仔细触摸整个阴道壁，检查阴道壁是否有条索状硬化、硬结或有触痛之处。发现问题后，首先用食中指在阴道里以顺时针方向按摩整个阴道，再有针对性地进行局部按摩，力度由轻到重至能耐受强度为准，时间5分钟左右即可。

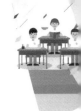

第九节 女性性功能障碍的居家中医调理方案

女性性功能障碍者，建议针对自身情况，选择以下中医方法进行居家自我调理。

1. 居家穴位自我手法按摩

（1）取穴：关元、三阴交、肾俞。

（2）操作方法：取仰卧位或坐位，用拇指或食中指指腹或按摩工具依次揉按关元、三阴交、肾俞，每穴 1~3 分钟，以局部出现酸胀感为度。

2. 艾灸

选取关元、肾俞、命门（后正中线上，第 2 腰椎棘突下凹陷中）。将艾条的一端点燃，对准应灸的腧穴，距皮肤 2~3 厘米处进行艾灸，使患者局部有温热感而无灼痛为宜。一般每穴灸 10~15 分钟，至皮肤发红为度，每日 1 次。月经期停灸，1 个月经周期为一疗程。肾俞可用艾灸盒灸。对于面色㿠白、形寒肢冷、腰膝酸软冷痛的虚寒性症状及疲倦、四肢发冷、怕冷喜温、胃腹冷痛、小便清长等寒性症状者尤为适宜。

3. 药膳

（1）金樱狗肉补阳汤：金樱子 30 克，狗脊 25 克，鲜狗肉 500 克，葱、姜、盐、白糖等各少许。将狗肉洗净切块，金樱子、狗脊洗净切片除杂质，一起放入砂锅内，投入葱、姜，加水 1500 毫升，用武火煮沸后，改用文火炖至狗肉熟烂，拣去葱、姜，加入盐、白糖再煮 5 分钟即可。喝汤食狗肉，当菜肴食用，每周可 1~2 次。

功效：补益肝肾，收敛固精，填补肾精。

适应证：适用于肾阳亏虚引起的女性性功能低下、性高潮障碍。

（2）参芪羊肉汤：党参 20 克，黄芪 20 克，羊肉 500 克，葱、姜、盐、料酒、白糖等各少许。将党参、黄芪切片，用纱布包好；羊肉洗净切块，与药包一起放入，加入姜、葱、料酒，加水 1500 毫升，用武火煮沸后，改用文火炖至羊肉熟烂，拣去药包及葱、姜，加入盐、白糖再煮 5 分钟

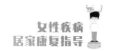

即可。喝汤食羊肉，每周可 1~2 次。

功效：温中补虚，健脾益气。

适应证：适用于气血亏虚引起的女性性高潮障碍。

（3）枸杞牛鞭汤：枸杞子 30 克，牛鞭 100 克，食油、葱、姜、盐、料酒、胡椒粉等各少许。将枸杞子、牛鞭洗净，切片，一起放入砂锅内，再放入葱、姜，加水 500 毫升，用武火煮沸后改用文火煮至牛鞭熟烂，拣去葱、姜，加入盐、料酒、胡椒粉调味，再煮 5 分钟即可。食牛鞭，喝汤，2 天吃完，可连吃 10 天。

功效：补肾壮阳，强筋壮骨。

适应证：适用于肾虚引起的女性性功能低下、性高潮障碍。

（4）枸杞河虾：枸杞子 30 克，河虾 100 克，食油、葱、姜、盐、料酒、白糖等各少许。将枸杞子洗净去杂质，煎取浓汁备用。河虾去须洗净；锅烧热加入食油，油热至 80℃左右，倒入河虾、姜、葱、料酒、枸杞子浓汁，翻炒片刻，煎 15 分钟，加入盐、白糖调味。当菜食用，每日 1 次，连吃 5 天。

功效：补肾壮阳。

适应证：适用于肾虚精亏引起的女性性高潮障碍。

（5）韭菜炒河虾：韭菜 250 克，河虾 50 克，葱、姜、盐、白糖、料酒等各少许。将韭菜洗净切成 1 寸长，河虾去须洗净；锅烧热，加入食油烧至 80℃左右，放葱、姜炸，再放入韭菜、河虾爆炒，加入盐、白糖、料酒调味，炒熟即可。每日 1 次，连服 5 天。

功效：健脾益肾，益精壮阳。

适应证：适用于肾阳虚损引起的女性性高潮障碍。

4. 饮食调养

女性性功能障碍主要表现为性冷淡、不孕等，除了综合治疗外，还需要饮食调理。

（1）多食用含优质蛋白的食物：如大豆、鸡蛋、牛奶、鸡肉、鸭肉、

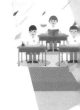

鱼肉、虾肉、猪肉、牛肉、羊肉等。

（2）适当摄入脂肪：调查表明，长期素食的女性，月经初潮年龄推迟，雌激素分泌减少，性欲降低。所以，每日需保证脂肪占每日热量的 15%~20%，多选用不饱和脂肪酸含量较高的食物，如坚果类等。

（3）补充维生素和微量元素：研究证明，维生素 A 和维生素 E 是与维持性功能并延缓衰老有关的维生素。维生素 C 对性功能的恢复也有积极作用，其富含于鲜枣、山楂、青椒、西红柿等果蔬中。

第十节　女性性功能障碍的居家运动康复方案

运动康复可以有效调节神经系统的兴奋性，改善内分泌功能，通过与性生活相关肌群的拉伸、强化与放松训练，可提升女性性感觉和性反应能力，建议坚持练习才能达到最佳效果。

一、拉伸训练

1.抱膝伸展

仰卧屈髋屈膝，双手抱住大腿尽力向胸前靠近，感觉臀部与腰部被拉伸，维持姿势 10~15 秒，重复 5~8 次。

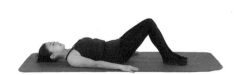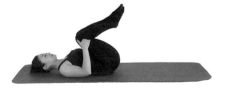

2.腰部伸展

仰卧，双手向两侧平伸，双腿屈膝并拢带动骨盆转向一侧至最大限度，感觉侧腰部的肌肉被拉伸，维持 10~15 秒后再向另外一侧旋转，重

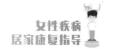

复6~8次。注意：在旋转过程中动作要缓慢，背部尽量贴近地面。

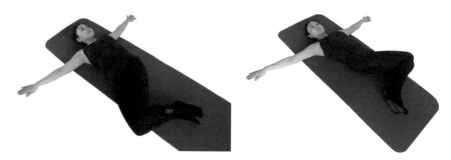

3. 大腿外侧肌肉拉伸

坐位，立起右侧膝盖，右侧脚放于左侧膝盖的外侧，左手用力拉住右侧膝盖处，拉伸右侧大腿外侧，维持10~15秒，重复6~8次，左右交替进行。

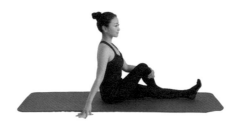

4. 腿内侧肌肉拉伸

（1）仰卧，双手向两侧平伸，双腿屈髋，膝盖伸直上举（力量较差者可选择把腿靠在墙上）；张开双腿至最大限度，维持5~10秒后还原，重复3~5次。双手可放于大腿内侧往下辅助用力。

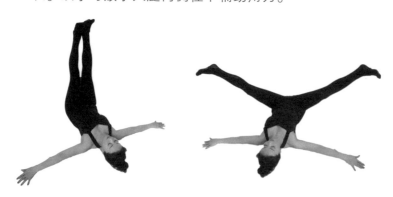

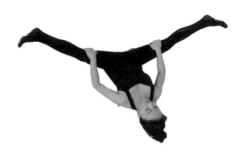

（2）膝盖打开，脚掌相对，脚后跟往骨盆方向用力，双手可抓住脚踝往下辅助用力。

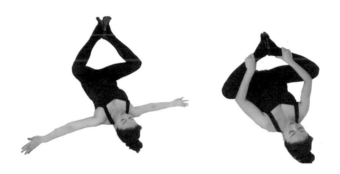

二、盆底肌运动

参见第七章选择适合自己的体位和方法进行训练。

三、强化训练

1. 强化腹肌

（1）仰卧，头部下方垫软垫或枕头，双手抓住软垫边缘护住头颈部，腹部用力，抬起上半身维持5~10秒，重复6~8次。注意：用力时头颈部放松。

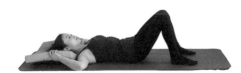 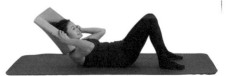

（2）仰卧，双腿伸直并拢上举（膝盖可微微弯曲），双手置于身体两侧。腹部用力，使臀部尽量向上抬起，维持5~10秒，重复6~8次。

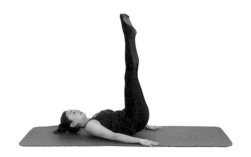

（3）屈膝坐位，双手置于后方撑地，双腿离开地面，维持5~10秒，重复6~8次。注意：小腿与地面平行。

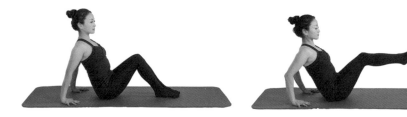

2. 强化大腿内收肌

（1）侧卧单腿上抬：右侧卧，右手臂伸直上举，左手置于胸前支撑。右腿伸直，左腿屈髋屈膝置于垫上，右腿用力向上抬起，维持5~10秒，重复6~8次，左右交替进行。注意：踝关节屈曲，可更好地训练大腿内收肌。

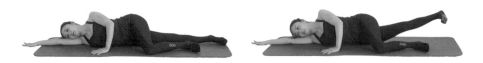

（2）侧卧双腿上抬：右侧卧，右手臂伸直上举，左手置于胸前支撑，双腿并拢伸直，脚踝屈曲。左腿向外侧打开30°~45°，右腿用力向上往左腿缓慢靠近，每组5~10次，重复3~5组，左右交替进行。注意：运动时，维持上方腿部的高度，只移动下方的腿。

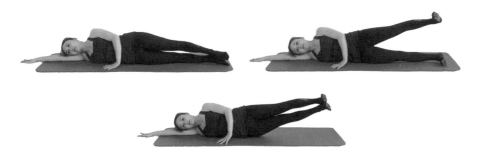

3. 强化大腿外展肌

右侧卧，右手臂伸直上举，左手置于胸前支撑，稍屈髋屈膝。左侧腿往外打开约45°，维持5~10秒后放松，重复6~8次，左右交替进行。注意：若是张开角度超过45°，骨盆将会倾斜，腰腹部肌肉将会有代偿，所以要掌握45°以内的原则，才能有效训练外展肌群。

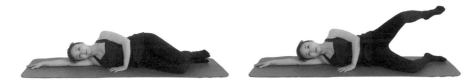

4. 强化外旋肌

（1）俯卧，双手放于额下，脚尖往外张开，脚跟并拢。单腿抬起，离地10~15厘米，维持5~10秒后放松，重复6~8次，左右交替进行。注意：运动时，腰部不要过度后伸。

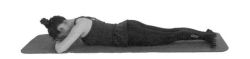
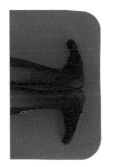

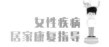
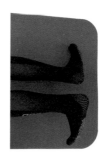

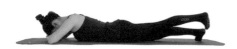

（2）四点支撑，单腿往外张开约45°，维持5~10秒后放松，重复6~8次，左右交替进行。注意：不要塌腰拱背。

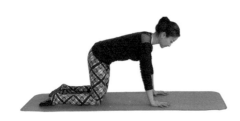

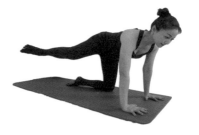

5.强化体侧肌肉

（1）侧卧抬腿：右侧卧，右手臂伸直向上，左手置于胸前支撑，双腿并拢向上抬起，维持5~10秒后放松，重复6~8次，左右交替进行。注意：身体保持一条直线。

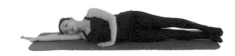

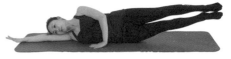

（2）侧卧前后迈步：右侧卧，右手臂伸直向上，左手置于胸前支撑，双腿同时抬起做前后缓慢迈步动作，每组10~20次，重复3~5组，左右交替进行。

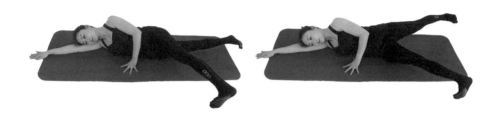

6. 强化髂腰肌

（1）仰卧抬腿：仰卧，双手伸直置于体侧，屈髋屈膝 90°，脚尖交替点地，每组 10~20 次，重复 3~5 组。注意：动作缓慢进行。

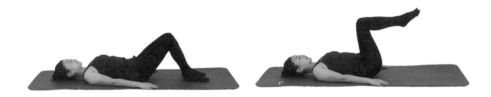

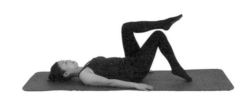

（2）坐位抬腿：坐在椅子边上，腰背挺直，手抓住椅面，帮助维持身体稳定。交替缓慢抬腿，每组 10~20 次，重复 3~5 组。注意：抬起单腿时，不要让骨盆往左右倾斜。

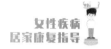
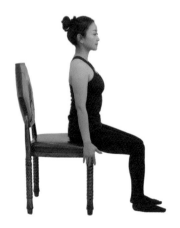
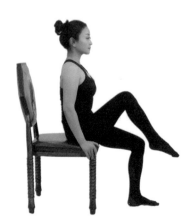

（3）站立抬腿：站立位，手扶椅背，双腿缓慢交替抬腿，每组10~20次，重复3~5组。注意：抬起单腿时，不要让骨盆往左右倾斜。

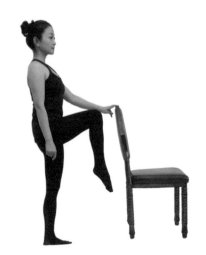

四、放松训练

1. 放松髋关节

平卧，双手伸直置于体侧，双腿张开与骨盆同宽，自然呼吸，脚尖用力带动腿部自然向内、向外、向右、向左摆动，每组每个方向5~10次，重复2~3组。

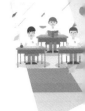

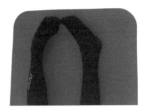

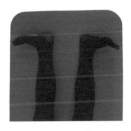
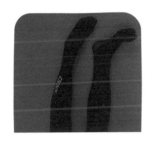
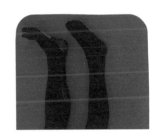

2. 放松膝盖

仰卧，双手伸直置于体侧，双腿放松缓慢交替做膝盖屈伸运动，每组5~10次，重复2~3组。膝盖不容易伸直的人，可以在膝盖下垫一毛巾，帮助膝盖放松。

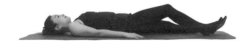

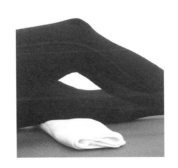

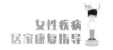

3. 放松腰部

平躺在瑜伽垫或者床上，双手向两侧平伸，以肩和脚踝为支撑点，一边吸气，一边将背部慢慢抬高至最大限度，保持一组呼吸后，再缓慢呼气，一边呼气一边将背部落下，每组 5~10 次，重复 2~3 组。注意：全身肌肉放松。

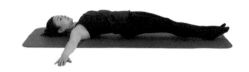

第十一节　小故事分享

故事一

吴莉（化名）曾经家庭富裕，衣食无忧，外出打工时遇到现在的丈夫张强（化名），看中张强踏实、稳重，对自己很好，并不顾父母极力反对与张强结婚，生下两个小孩。当小孩上学后，因经济压力太大，夫妻关系大不如前。半年前，张强出轨，经过吴莉及家人的努力，张强回归家庭，但吴莉内心一直担心被丈夫抛弃。时间长了，夫妻俩性生活时吴莉发现自己不再有以前的感觉，每次性生活都干涩疼痛难忍。吴莉特别焦虑，怀疑自己身体出了问题，担心丈夫又因此投入小三怀抱……我们认真倾听，了解病情后，为她做了全面的检查和评估，诊断为性欲障碍。因为丈夫出轨的心理压力，加上夫妻之间的沟通不够，导致不信任。于是我们与她老公沟通，与她本人沟通及心理疏导，并教她一些回家后的应对方法：①夫妻间多沟通理解，建立互相信任的关系；②进行感觉集中训练；③性生活时选择合适的时间和地点，尽量放松心情；④丈夫应尽量温柔，要有适当的前戏，观看性爱视频和图片资料；⑤使用水溶性偏酸性润滑剂；⑥商讨舒适的性交姿势；⑦盆底肌训练（详细内容见第七章）；⑧夫妻一起进行跑步或者游泳等全身运动；⑨中医调理；⑩营养调节。

1个月后吴莉很开心的打电话告诉我们，张强是为了挽回尊严才找单位同事扮演出轨，因为以前吵架中吴莉说的那句他是穷光蛋伤了他的自尊，他这么多年勤勤恳恳也是为了家，张强还是很爱她的。现在已经能正常地过性生活了，夫妻俩感情慢慢又好转了，彼此更加珍惜。

故事二

王英今年49岁，绝经1年，围绝经期发现自己阴道越来越干涩。与丈夫李刚性生活的时候原来有润滑液分泌的，现在很少有，性生活时越来越疼，自己性需求减退。一年中大部分时候都是为了满足丈夫的需求而忍痛进行性生活。现在疼痛得实在无法忍受，来到医院就诊，希望找到方法减轻疼痛。

我们考虑王英已经绝经，泌尿生殖道萎缩，润滑液分泌减少，属典型的性交疼痛障碍。没有其他禁忌证。我们选择外用雌激素加盆底康复和阴道激光修复治疗的方法；并给予她家庭康复指导：①夫妻多进行感情沟通，充分的前戏准备；②选择合适的时间和地点；③增加性刺激，使用性爱相关材料（视频和书籍等），鼓励性幻想，抚摸阴蒂，G点（性感带）刺激；④阴道按摩5分钟；⑤可使用水溶性偏酸性润滑剂或维生素E润滑阴道；⑥性交前可用热水淋浴；⑦盆底肌训练；⑧放松心情，听舒缓音乐；⑨中医调理；⑩营养调节；⑪适当全身运动，如瑜伽及游

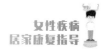

泳，增强腰腹部及大腿内侧肌肉力量。

3个月后王英复查时告诉我们已经可以完整进行性生活并有一定的快感。

附：女性性功能自我评定问卷

根据问卷内容在自己对应的答案下面画"√"

问卷内容	非常差或糟糕	不好不坏	非常好或满意
你认为自己对伴侣的性吸引力如何？			
你常有性冲动吗？			
你在性生活中是否主动？			
在性生活时，你的性伴侣的主动性如何？			
性伴侣提出性要求时，你的性反应如何？			
你常有性幻想或性梦吗？			
在遇到性刺激时你的阴道润滑程度如何？			
在遇到性刺激时你能感到乳房肿胀和乳头变硬吗？			
性生活中你能感到心率加快和呼吸急促吗？			
性生活中你能感到阴道律动、盆腔温热、肌张力增高吗？			
性交后你有全身松弛和出汗现象吗？			
在性生活之后你感到满意吗？			
性生活会给你带来身体或心理的痛苦吗？			
你在性生活中遇到过困难吗？			
你的伴侣在性生活中遇到过困难吗？			

总计得分：＿＿＿＿＿＿

★每题评分从1分到5分，非常差或糟糕为1分，非常好或满意为5分，不好不坏为3分。

★最后计算总分：45分为及格，70分为优秀，45分以下者应及时寻求专业人士的帮助。

（张秀兰　黎晶晶　向亚利　胡进晖）

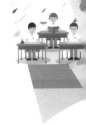

第五章 肿瘤术后巧应对
——女性生殖系统常见肿瘤的居家康复指导

第一节 子宫肌瘤

一、什么是子宫肌瘤

子宫肌瘤是女性生殖器官中最常见的一种良性肿瘤，也是女性最常见的肿瘤之一，主要是由子宫的肌肉（平滑肌）细胞增生而成，其中有少量纤维结缔组织作为一种支持组织而存在。子宫肌瘤常见于30~50岁女性，20岁以下少见。

二、子宫肌瘤有哪些类型

1. 按肌瘤生长部位分

分为子宫体肌瘤（90%）和子宫颈肌瘤（10%）。

2. 根据肌瘤与子宫壁的关系分

（1）肌壁间肌瘤：占所有子宫肌瘤的60%~70%，肌瘤位于子宫肌壁间，周围有正常的肌层包绕。肌瘤常为单个或多个，大小不一。小者如米粒或黄豆大小，不改变子宫形状；大者可使子宫增大或使子宫形状改变呈不规则突起，往往宫腔也随之变形。

（2）浆膜下肌瘤：占所有子宫肌瘤的20%，肌瘤向子宫浆膜面生长，并突出于子宫表面，肌瘤表面仅由子宫浆膜覆盖。

（3）黏膜下肌瘤：占所有子宫肌瘤的10%~15%。为贴近于宫腔

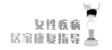
的肌壁间肌瘤，向宫腔方向生长，突出于宫腔，肌瘤表面仅由黏膜层覆盖。黏膜下肌瘤易形成蒂，在宫腔内生长犹如异物，常引起子宫收缩。肌瘤可被挤出宫颈外口而突入阴道。

（4）多发性子宫肌瘤：上述肌瘤两种或三种同时发生。

三、哪些人容易得子宫肌瘤

子宫肌瘤的具体原因目前尚不明确，但研究表明，激素分泌过于旺盛是导致子宫肌瘤的最普遍原因，尤其是在中年女性中，未孕、性生活不和谐、情绪抑郁者更易患子宫肌瘤。

1. 未孕女性提前进入更年期

女性一生原始卵泡数目有限，排卵的年限约有30年。妊娠期和哺乳期，由于激素作用，卵巢暂停排卵，直至哺乳期的第4~6个月才恢复。哺乳这段时间卵巢推迟排卵，致整个排卵期延长，可以使更年期延后到来，所以有生育史的女性要较晚进入更年期。未孕女性得不到孕激素及时有效的保护，更易发生激素依赖性疾病，子宫肌瘤就是其中之一。

2. 性生活失调影响子宫健康

夫妻间正常和谐的性生活，可促进神经内分泌正常进行，使人体激素正常良好地分泌。而长期性生活失调，容易引起激素分泌紊乱，导致盆腔慢性充血，诱发子宫肌瘤。

3. 抑郁女性多发子宫肌瘤

中年女性面临着工作和家庭的双重精神压力，易产生抑郁，在抑郁等不良情绪影响中，更容易提早出现月经紊乱，使更年期的进程加速。在这段时期，女性内分泌功能紊乱，激素分泌波动；如果雌激素分泌量增多，有时可持续几个月甚至几年。高雌激素水平是子宫肌瘤产生的重要原因。中医学中描述情绪对子宫肌瘤的影响："气滞，七情内伤，肝失条达，血行不畅滞于胞宫而致，表现为下腹痞块，按之可移，痛无定处，时聚时散，精神抑郁，胸胁胀满，"讲的也是这个道理。

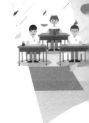

四、子宫肌瘤有哪些症状

（1）月经量增多及经期延长：长期经量增多，可导致继发贫血、乏力、心悸等症状。

（2）下腹部包块：起初摸不到肿块，当肌瘤逐渐增大至3个月妊娠大小时易被触及。肿块居下腹正中部位，触摸时感觉很硬、可活动、无压痛、生长缓慢。

（3）白带增多：若有感染，可有大量脓样白带，若有溃烂、坏死、出血时，可有血性或脓血性、恶臭的阴道溢液。

（4）局部压迫症状：尿频、尿急。排尿困难、尿潴留，下腹坠胀不适，大便秘结，输尿管扩张甚至肾盂积水。

（5）其他：下腹坠胀、腰背酸痛，经期加重，可引起不孕或流产。

（6）并发症：子宫肌瘤红色变性、感染、肌瘤蒂扭转、贫血等。

五、治疗方式

1. 保守治疗

（1）期待疗法：随访观察，肌瘤小，无症状，一般不需治疗，特别是接近绝经期女性。绝经后肌瘤多可萎缩或逐渐消失。每3~6个月复查一次，若肌瘤逐渐增大或出现症状应考虑到正规医院检查并做进一步治疗。

（2）药物治疗：肌瘤小于2个月妊娠子宫大小，症状较轻，近绝经期或全身情况不宜手术者，可给予药物对症治疗。具体用药需要听从医生建议，不要随意自行用药。

（3）其他方法：介入疗法、射频消融疗法、微波疗法等。

2. 手术治疗

（1）肌瘤切除术：适用于35岁以下希望保留生育功能的患者，多剖宫或腹腔镜下切除；黏膜下肌瘤部分可经阴道或宫腔镜摘除。

（2）子宫切除术：肌瘤大，个数多，症状明显，不要求保留生育功能，

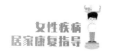

或怀疑有恶变者，可行子宫次全切除术或全子宫切除术。

手术是治疗子宫肌瘤最为有效的方法。若患有子宫肌瘤，因每个人的情况不同，建议在医生指导下选择合适的治疗方法。

六、如何预防子宫肌瘤

（1）培养健康的生活方式：子宫肌瘤是女性不良生活习惯导致的常见疾病，抽烟、生活不规律都是导致子宫肌瘤发生的原因。养成健康的生活方式，有规律的生活是预防子宫肌瘤最有效的方法。

（2）注意营养搭配：坚持低脂饮食，多食用五谷杂粮、新鲜水果、新鲜蔬菜等。

（3）自我调节：学会自我调节，保持积极乐观的心态。避免不良情绪对生活的影响非常重要。

（4）注意避孕：严防人工流产伤害，积极采取避孕措施。

七、注意的问题

1. 保守治疗注意事项

（1）定期检查：每3~6个月检查一次，如出现症状，及时就诊治疗。

（2）防止过度疲劳，经期特别注意休息。

（3）保持外阴清洁、干燥，内裤宜选用纯棉面料，且宽大，若白带过多，应注意随时冲洗外阴；如果月经量过多，要多吃富含铁质的食物，以防缺铁性贫血。

（4）不要额外摄取雌激素，绝经以后尤应注意，以免子宫肌瘤继续长大。

（5）保持适当的运动量，选择适合自己、能坚持下去、感兴趣的有氧运动，例如慢跑、骑自行车、游泳等。每次运动以微微出汗为宜，肌肉稍有酸胀感，第2天晨起酸胀感减轻或消失为度。适当合理的运动有利于增强身体免疫力，调节情绪。

（6）可以听听音乐、与朋友多交流、多参加社区活动等；调节心情，

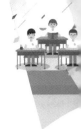

保持积极乐观的心态。

2. 术后应该怎么运动恢复

（1）术后伤口未愈合时，鼓励早期活动

1）生命体征正常，术后2小时内去枕平卧，家属可以给双下肢、腰背部、颈肩部按摩及四肢被动屈曲伸展活动，包括屈膝、屈肘及足背屈伸、握拳等，每30分钟1次，每次2~3分钟。

2）2小时后采取平卧位与30°侧卧位交替，侧卧位时腰背部垫软枕，双腿稍微屈曲，两膝关节之间垫软枕。

3）卧位床上训练

卧位上肢上举训练：双上肢尽可能举过头顶，维持20~30秒，然后缓慢放下。

卧位上肢上举握拳训练：上肢上举至90°时，双手反复做握拳松拳训练，连续10~20次。

卧位屈伸腿训练：仰卧，双脚平放于床面，双腿弯曲使脚跟尽可能靠近臀部，维持30~40秒，然后缓慢将腿伸直。

卧位踝泵运动：仰卧，膝盖稍微弯曲，膝下垫毛巾，做勾脚背动作，维持30~40秒后放松，然后做伸脚背动作，维持30~40秒后放松。

注意：以上每个动作每组15~20次，每日进行2~3组的训练，每次运动以微微出汗，局部稍有酸胀感，第2天无酸胀感为度。运动时动作幅度不宜过大，以不感到伤口疼痛为宜。

（2）术后伤口完全愈合后

1）肌力训练

仰卧：直腿抬高至30°左右维持30~60秒放下，每组10个，每次2~4组，每日2~3次。

仰卧：双腿弯曲，双脚平放于床上，抬高臀部，同时收缩盆底肌（感觉会阴部缩紧，类似憋大小便），尽可能让肩膀、骨盆、膝盖处于一条直线上，维持30~60秒，连续10次，每日2~3次。

肌力训练注意事项：均在无痛范围内进行；训练过程中，严禁憋气；

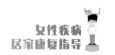
若出现疲劳，局部酸胀感，第2天不能消失或减轻，则应降低训练强度；训练过程需要循序渐进，并视个体情况逐渐增加训练次数。

2）有氧训练：伤口完全愈合后，保持适当的运动量，选择适合自己、能坚持下去、感兴趣的有氧运动，例如快走、慢跑、骑自行车、游泳、跳舞等（也可以参见第二章运动康复训练方案进行训练）。适当合理的运动有利于增强机体免疫力，调整情绪，预防复发。

3. 术后我们还需要注意什么

（1）伤口护理：注意伤口的卫生，观察伤口有无红、肿、热、痛等感染症状，若有，应及时到医院进行专业的处理，服用抗菌药物、局部理疗等，促进伤口愈合。

（2）性生活恢复时间：一般宫腔镜术后两周即可恢复正常的性生活，子宫切除术一般3个月后才能开始性生活。每个人的情况存在差异，建议遵循医生的建议。

（3）心理疏导：建议多听舒缓的音乐、多看健康的书籍、多参加社区活动、多与亲朋好友邻居交流等，保持轻松愉悦的心情。

（4）术后并发症的预防：如尿潴留、尿失禁、疼痛等并发症的预防（参见第六章）。

（5）腹部按摩（可以自己也可以家属帮助按摩）：双手手掌搓热后，放置于小腹部，顺时针方向摩腹36圈后，再逆时针方向摩腹36圈，然后用双手掌轻拍腹部10~15次，每日1次，10次为一疗程，经期停止。

4. 饮食与营养应该注意哪些

（1）常见的营养及饮食问题

1）营养不良：厌食、营养摄入减少是导致妇科恶性肿瘤尤其是晚期恶性肿瘤患者营养不良的主要原因。其机制包括生理因素（性激素和血清素代谢紊乱可导致厌食；味觉变化与肿瘤消耗可造成锌等微量元素缺乏；机体中乳酸水平升高可引起恶心与厌食；癌细胞扩散后刺激消化道造成肠胃不适、腹痛、腹胀、肠梗阻等）、化疗药物引起的各种消化道不良反应及心理因素。肿瘤患者合并营养不良会影响机体免疫功能，

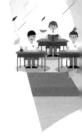

增加术后并发症的发生率，延长住院时间和增加医疗费用。

2）肥胖：许多研究发现，女性生殖系统肿瘤与肥胖有关。调查显示，60%~90% 的卵巢癌和子宫内膜癌患者有超重或肥胖；一些研究提示肥胖者患癌后生存期更短。所以术前超重或肥胖的患者，建议适当减肥后再进行手术治疗。

3）饮食结构不合理：有学者对 161 808 名（其中 636 位确诊卵巢癌）的女性进行了长达 17 年的研究发现，卵巢癌前整体饮食质量的提高有助于减少患癌后的死亡率，主要为多进食蔬菜及谷类，少进食含脂肪类食物。

（2）饮食应该注意什么

饮食原则：患者在化疗期间的饮食应达到"三高一多"，即高热量、高蛋白、高纤维、多饮水。

1）多进食粗粮、新鲜水果及绿色蔬菜等，这些食物含有丰富的维生素 C、粗纤维等。维生素 C 是一种很强的还原性物质，能减轻化疗药物的不良反应。粗纤维能增加粪便体积，促进肠蠕动，防止便秘及排出有害物质。

2）多进食富含微量元素锌、硒的食物：锌和硒对免疫细胞的产生和功能发挥有着极为重要的作用。含微量元素锌和硒多的动物性食物有：牡蛎、鱼、瘦肉、动物内脏、蛋、虾等，蛋类中含锌最高。植物性原料中含锌和硒多的食物是食用菌类、紫菜、芝麻、花生、小麦胚粉、坚果类等。

3）多进食能增加血细胞的食物：为了维持正常的血细胞，可在食物中添加一些莲子、大枣、花生、山药、枸杞子、桂圆、百合、薏苡仁等，这些食物均有健脾补肾功效，可促进血细胞的合成。

4）多进食含植物性雌激素丰富的食物：植物性雌激素可抑制子宫颈腺癌与鳞状表皮细胞癌癌细胞的生长，抑制细胞分裂，能有效阻止癌细胞侵犯或转移。如豆腐、豆浆、豆干，芹菜、花椰菜、毛豆、甜豆等。

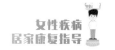

第二节　宫颈癌

一、什么是宫颈癌

宫颈癌是指发生在子宫阴道部及宫颈管的恶性肿瘤，是最常见的妇科恶性肿瘤。我国每年新增宫颈癌人数有 13.5 万人，占全球发病数量的 1/3。宫颈癌以鳞状细胞癌为主，高发年龄为 50~55 岁。随着医学的进步，宫颈癌和癌前病变得以早期发现和治疗，使得宫颈癌的死亡率明显下降。近年来其发病有年轻化的趋势。

二、哪些人群易患宫颈癌

（1）单纯疱疹Ⅱ型病毒、人类乳头瘤病毒（HPV）感染者及反复出现生殖道尖锐湿疣者。

（2）多个性伴侣及性生活混乱者。

（3）慢性宫颈炎、子宫颈糜烂者。

（4）早婚（20 岁前）、早育、多产者。

（5）自我生活习惯不良，不注意洗澡和会阴清洁，换洗内裤不勤者。

（6）性伴侣的卫生习惯差或患有包茎、包皮过长者。

（7）吸烟女性。

三、宫颈癌有哪些症状

早期宫颈癌常无症状，也无明显体征，与慢性宫颈炎无明显区别，若一旦出现症状，提示疾病比较严重。主要有以下表现。

1. 阴道流血

常表现为接触性出血，发生在性生活后或妇科检查后出血，进一步则为不规则阴道流血。出血量多少根据病灶大小、侵蚀间质内血管的情况而定。早期出血量少，晚期因侵蚀较大血管可能引起致命性大出血。

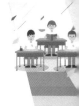

年轻者也可表现为经期延长、周期缩短、经量增多等，老年者常出现绝经后不规则阴道流血。因此若老年女性绝经一段时间后再次出现阴道流血，不要当成是月经，应高度警惕。一般外生型癌出血较早，出血量也多；内生型癌出血较晚。

2. 阴道排液

阴道排液增多，白色或血性，稀薄如水样或米泔状，有腥臭味。晚期因癌组织破溃、坏死，继发感染而有大量脓性或米泔水样恶臭白带。

3. 晚期癌的症状

根据病灶侵犯范围出现继发性症状。邻近组织器官受累时，可出现尿频、尿急、肛门坠胀、大便秘结、下肢肿胀、疼痛等；压迫或累及输尿管时，可导致输尿管梗阻、肾积水及尿毒症；晚期可有贫血、恶病质等全身衰竭症状。

四、宫颈癌的治疗

宫颈癌的治疗根据临床分期、年龄、生育要求、全身情况，再结合医院医疗技术水平及设备条件等综合考虑制订适当的个体化治疗方案。其主要治疗方法有：

1. 手术治疗

手术治疗主要用于 IA~ IIA 期的患者。① IA1 期，选用全子宫切除术；对要求保留有生育功能者可行宫颈锥形切除术。② IA2~ IIA 期，选用广泛子宫切除术及盆腔淋巴结清扫术，年轻患者若卵巢正常可予以保留。

2. 放射治疗

放射治疗适用于 IIB 期、III期、IV期者，或无法手术者。早期以腔内放射治疗为主，体外照射为辅。晚期则以体外照射为主，腔内放射治疗为辅。

3. 手术联合放射治疗

该方法适用于较大病灶，术前先放射治疗，待癌灶缩小后再行手术。手术治疗后有淋巴结转移、宫旁转移，或阴道有残留癌灶者，可术后放

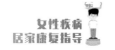

射治疗消灭残存癌灶减少复发。

4. 化疗

化疗适用于：①宫颈癌大于4厘米的手术前化疗，目的是缩小肿瘤，便于手术切除；②与放射治疗同步化疗，降低复发率及死亡率；③不能耐受放射治疗的晚期患者或复发转移的姑息治疗。

五、宫颈癌术后复查时间提示

宫颈癌术后复查时间与临床分期、病理类型、治疗方法密切相关，有淋巴转移者预后较差。治疗后在1年内复发占50%，在2年内复发占75%~80%。因此建议治疗后2年内每3个月复查1次；3~5年内每6个月复查1次；第6年开始每年复查1次。

六、宫颈癌的预防

近年有报道显示宫颈癌是人类第一个能够通过注射疫苗、筛查、早期诊断和早期治疗等综合治疗措施预防的恶性肿瘤。

（1）妇科体检不容忽视：一年至少1~2次妇科体检，包括传统的巴氏涂片、醋酸（VIA）和卢戈氏碘液肉眼观察法（VILI）、计算机辅助细胞学检测系统（CCT）、液基薄层细胞学检测（TCT）、HPV检测、阴道镜等。很多女性总觉得"我吃得好，睡得香，能有什么大毛病。"其实不然，宫颈癌早期身体上几乎没有不适的感觉，一旦出现症状一般已到宫颈癌的Ⅱ期了，危险性增大了很多。所以，女性朋友需要每年做1~2次妇科体检，尽早发现癌变，为治疗争取时间。

（2）利用社区防癌健康宣教或网络防癌宣传等，了解防癌基础知识。

（3）了解性知识，加强自身性保健。

（4）提倡晚婚、少育，凡已婚女性，特别是围绝经期女性有月经异常或性交后出血者，应警惕生殖道癌的可能性，应及时就医。

（5）重视宫颈慢性病的防治，积极治疗宫颈癌前病变如宫颈糜烂、宫颈湿疣、宫颈不典型增生等疾病。

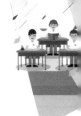

（6）远离危险因素。养成健康的生活方式，适度运动，增强体质等。

（7）基因筛查技术在宫颈癌的防治上已有很大的突破，并且已经试用于临床。

（8）世界卫生组织（WHO）2014年发表了关于HPV疫苗的立场文件：WHO高度重视已成为全球公共卫生问题的宫颈癌和其他HPV相关疾病，建议具备条件的国家引入HPV疫苗常规接种。HPV疫苗应作为预防宫颈癌和其他HPV相关病症综合策略的一部分，HPV疫苗的引入不应该影响宫颈癌的复查策略。由于高危型HPV亚型不仅限于HPV16/18型，故接种疫苗后，仍需要接受宫颈癌筛查。WHO推荐9~13岁女性应常规接种HPV疫苗。凡是15岁之前接种了第一剂HPV疫苗的女性，可以采用两剂接种方案，两剂疫苗的接种间隔为6个月。没有规定两剂疫苗的接种最长时间间隔，但是建议间隔时间不要超过12~15个月。免疫功能低下者（包括HIV感染）和15岁及以上年龄的女性同样需要接种HPV疫苗，并且需要三剂接种方案（分别在0个月、1~2个月、6个月接种）以得到充分保护。

七、宫颈癌术后的康复训练

1. 预防并发症

并发症以尿潴留、下肢静脉血栓、淋巴水肿、泌尿系统感染等为主。以下训练方式，均在伤口愈合良好的情况下进行。

（1）尿潴留、尿失禁：是宫颈癌术后最常见的并发症，尿潴留发病率为25%~50%。具体方法如下：

1）用60℃的热水，装入热水袋，用毛巾包裹，放于下腹部膀胱区，边热敷，边轻轻按摩下腹部。注意有局部感觉不良者，更要严格控制热水袋温度，以防烫伤。

2）尽早下床活动（一般术后3天，可自行下床活动），有利于促进肠蠕动和胃肠功能的恢复。排尿困难时可采取蹲位排尿或身体稍微前倾体位，或用手轻压下腹部膀胱区促进尿液排出；不可在排尿同时打开

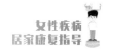
水龙头，听流水声，或用温水冲洗会阴、轻扯阴毛等诱导排尿。

3）腹肌训练

仰卧抬肩：腿稍弯曲，手伸直上举，腹部用力，用手去碰膝盖，以肩膀刚离开床面即可，感觉腹部肌肉收紧，维持 20~30 秒后缓缓放下。

仰卧直腿抬高：两腿伸直抬高至 30° 左右，保持 10~20 秒，不能憋气，双手放松不能用力压床面，维持 20~30 秒然后缓慢匀速放下。以上动作每组 10 个，每次 2~4 组，每日 3~5 次为宜。

4）盆底肌训练能增强膀胱逼尿肌、尿道括约肌的收缩放松能力，促进自主排尿（参见第七章）。

5）若已患有尿潴留或尿失禁，应到医院由医生进行检查及给予个体化的康复治疗（自我训练可参见第六章）。

（2）预防下肢静脉血栓

1）避免长期卧床，每天至少保证下床慢走 2~3 次，每次半小时。

2）学会观察下肢皮肤的颜色、温度，下肢皮肤是否有肿胀、疼痛，如有变化应及时到医院就诊。

3）预防下肢静脉血栓运动训练（参见第二章第三节）。

（3）预防淋巴水肿：预防方法与下肢静脉血栓的预防一致。若一旦发生水肿，及时就诊，在专业医生指导下，进行康复治疗。

（4）预防泌尿系统感染：多喝水，每天饮水量 1500~2000 毫升，注意观察尿液的颜色，以无色或微黄色为宜。

2. 术后疼痛应该怎么处理

（1）伤口还未愈合时，尽可能采取舒适体位，避免牵拉到手术切口。

（2）自我放松术（详见第二章第五节）。

（3）可以采用物理因子治疗，缓解疼痛。若疼痛加剧或者疼痛影响睡眠等，建议在医生指导下服用止痛药物等。

3. 自我心理疏导

建议多听舒缓的音乐，多看健康的书籍，多参加社区活动，多与亲朋好友邻居交流等，保持轻松愉悦的心情。

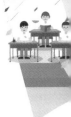

第三节　子宫内膜癌

一、什么是子宫内膜癌

子宫内膜癌是发生于子宫内膜的恶性肿瘤，以子宫内膜腺癌最常见。子宫内膜癌为女性生殖道三大恶性肿瘤之一，占女性全身恶性肿瘤的7%，占女性生殖道恶性肿瘤的20%~30%。发病率在世界范围内呈上升趋势。

二、子宫内膜癌的高危人群有哪些

（1）患有无排卵性疾病（无排卵性功能性子宫出血、多囊卵巢综合征）、分泌雌激素的肿瘤（颗粒细胞瘤、卵泡膜细胞瘤）、长期服用雌激素的绝经后女性，以及长期服用三苯氧胺的女性。

（2）肥胖、高血压、糖尿病的女性。

（3）不孕及绝经延迟的女性。

（4）初潮年龄早、高龄未婚、婚而未孕者。

（5）约20%内膜癌患者有家族史。

（6）老年体瘦女性（与雌激素无明确关系）。

三、子宫内膜癌有哪些临床症状

早期一般无明显症状，大多一旦出现症状则已经是中晚期了。多表现为：

（1）阴道流血：是最常见症状，约80%的患者以阴道流血为首发症状。主要是绝经后的少量、持续、不规则的阴道流血，大量出血者少见。未绝经者则表现为经量增多、经期延长或月经紊乱。

（2）阴道排液：约1/3患者有阴道排液增多，呈浆液性或血水样。若合并感染，则阴道排液呈脓性或脓血性，伴臭味。

（3）下腹疼痛：疼痛累及宫颈内口，可引起宫腔积脓，导致下腹胀痛及痉挛性疼痛。晚期浸润周围组织或压迫神经，可引起下腹部及腰骶部疼痛。

（4）全身症状：晚期患者常伴恶病质及全身衰竭等症状。

四、子宫内膜癌治疗方法有哪些

治疗方法主要为手术治疗、放射治疗和药物治疗。早期以手术治疗为主，晚期采用放射、手术和药物等综合治疗。治疗应根据全身情况、肿瘤范围及恶性程度来制订方案，因此，应遵循医生的建议，选择合适的治疗方法。

五、子宫内膜癌的预后

不同的治疗方法、个人身体状况、恶性程度等都是影响预后的重要因素。75%~90%复发在术后2~3年内。因此，术后2~3年内应该每3个月复查1次，3年后每6个月复查1次，5年后每年复查1次。

六、如何预防子宫内膜癌的发生

（1）多了解防癌知识，坚持定期妇科体检。

（2）积极治疗癌前病变，子宫内膜有增生特别是不典型增生者，应积极治疗，定期复查。

（3）正确掌握使用雌激素的指征。

（4）若有更年期异常出血、阴道排液及合并肥胖、高血压或糖尿病者，要提高警惕，及时就医，早发现、早诊断、早治疗。

（5）加强运动锻炼，调节机体代谢及免疫功能。

（6）改变饮食习惯：规律饮食，营养均衡搭配，不暴饮暴食；少吃油炸、烧烤、烟熏等食物；不吸烟、喝酒。每天可以适当饮用茶水，如绿茶、柠檬茶、玫瑰花茶等。

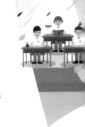

第四节　卵巢肿瘤

一、认识卵巢肿瘤

卵巢肿瘤是常见的妇科肿瘤，在女性各年龄阶段均可发病。卵巢上皮性肿瘤好发于 50~60 岁的女性，卵巢生殖细胞肿瘤多见于 39 岁以下年轻女性。卵巢恶性肿瘤是女性生殖系统最常见的恶性肿瘤之一。

二、卵巢肿瘤的症状

1.卵巢良性肿瘤

早期常无症状，发展缓慢。肿瘤较小，腹部无法扪及，往往在妇科检查时偶然发现。肿瘤增至中等大时，肿块边界清楚，常感腹胀，腹部可扪及肿块。妇科检查在子宫一侧或双侧触及球形肿块，多为囊性或囊实性，表面光滑，与子宫无粘连，蒂长者活动良好。

2.卵巢恶性肿瘤

早期常无症状，仅因其他原因做妇科检查偶然发现。一旦出现症状，多为中晚期，常表现为腹胀、腹部肿块及腹水等。症状的轻重取决于肿瘤的大小、位置、侵犯邻近器官的程度、肿瘤的组织学类型及有无并发症等。肿瘤向周围组织浸润或压迫神经时，可引起腹痛、腰痛或下肢疼痛、下肢水肿。晚期可出现消瘦、严重贫血等恶病质征象。妇科检查在阴道后穹触及盆腔内散在质硬结节，肿块多为双侧，实性或半实性，表面高低不平，固定不动，常伴腹水。有时可在腹股沟、腋下或锁骨上触及肿大淋巴结。

三、卵巢肿瘤的易发人群

（1）有遗传和家族史者。

（2）老年女性、营养不良者。

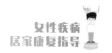

（3）高胆固醇饮食者。

（4）长期在工业污染区生活者。

（5）未孕或不孕，月经初潮偏早（12岁以前）或绝经过晚（50岁以后）。

（6）生殖道接触滑石粉或石棉。

四、卵巢肿瘤的治疗方法有哪些

针对不同个体情况卵巢肿瘤治疗方法是有区别的。根据肿瘤组织结构、病理分级、临床分期、肿瘤体积大小与年龄，采用不同的治疗方案。如手术治疗、化学治疗、靶向治疗、放射治疗、免疫治疗等。

五、卵巢肿瘤的预后

卵巢肿瘤的预后与分期、组织学分类、分级、年龄及治疗方法相关。分期最重要，期别越早，预后越好。术后定期随访，随访时间为术后2~3年每3个月1次，3年后每6个月1次，5年后每年1次。

六、如何预防卵巢肿瘤

（1）积极参加防癌普查。养成健康生活方式：注意戒烟，合理饮食，有规律锻炼和减轻体重，可帮助远离癌症。保持良好的情绪和适宜的体育锻炼，可以使身体的免疫系统处于最佳状态。

（2）30岁以上女性每年进行一次妇科检查，高危人群最好每半年检查一次。

（3）提倡高蛋白、高维生素饮食，避免高胆固醇饮食。

（4）青春期前、绝经后期的女性，发现卵巢肿大应考虑卵巢肿瘤；盆腔肿块诊断不清或治疗无效者，应及早到医院检查确诊。

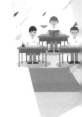

七、癌性疼痛怎么应对

（1）手术后伤口还未愈合时，尽可能采取舒适体位，避免压迫或牵拉到手术切口。

（2）按摩：可采用头部四肢背部按摩、抚触等方式减轻疼痛。

（3）通过想象疗法转移注意力：可以播放自己喜爱的轻音乐，边听音乐边想象；想象自己过去美好的经历，展望美好的未来，以及渴望到达的地方，也可以看看自己喜爱的书籍、电影等，达到转移注意力的目的，来减轻疼痛。

（4）可选择合适的理疗，缓解疼痛。若疼痛加剧或者疼痛影响生活、睡眠等，建议在医生的指导下，服用止痛药物或注射止痛药物。

第五节　肿瘤术后居家中医调理方案

中医学认为，女性生殖系统常见肿瘤（如子宫肌瘤、宫颈癌、子宫内膜癌、卵巢肿瘤、输卵管肿瘤等），均属中医"癥瘕""癌病""积聚"等范畴，其基本病机为正气亏虚，脏腑功能失调，气滞血瘀、痰结毒聚，日久积滞而成有形之肿块。正气亏虚，脏腑功能失调为本，气滞、血瘀、痰结、毒聚为标。《黄帝内经》中提到："任脉为病，女子带下瘕聚"。因肝郁气滞，或脾虚湿盛，或肾虚不固，皆可导致本病的发生。故临证时，应明辨虚实，分清脏腑，或疏肝理气，或健脾祛湿，或补肾固涩，总之，与肝、脾、肾三脏密切相关。女性生殖系统常见肿瘤术后恢复期，建议针对自身可耐受情况，采用以下中医方法居家调理。

一、居家穴位自我手法按摩

1.取穴

神阙、气海、关元、子宫、足三里、三阴交。

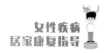

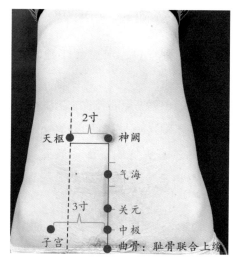

共奏益气养血，健脾补肾之效。

（1）神阙：在腹中部，脐中央。主治：腹痛、久泄、虚脱、脏器下垂等。

（2）气海：在前正中线上，脐中下1.5寸。强壮要穴，补益人体一身之气。主治：腹痛、腹泻、便秘、遗尿、痛经、脏器下垂等。

2. 操作方法

取仰卧位或坐位，用拇指或食中指指腹或按摩工具依次按揉上述穴位，每穴1分钟（或以穴区出现酸胀感为度）；再双手摩擦，搓热手掌后，置于小腹部，沿顺时针方向摩腹36圈后，改逆时针方向摩腹36圈；最后用手掌自上而下平推腰背部10~15次，以酸胀为度。每日按摩1次，10次一疗程，经期停止按摩。

二、艾 灸

取穴子宫温暖胞宫、活血化瘀，双侧足三里养血补虚。每天艾灸1次，每次15~30分钟。如果有带下色黄、味臭，尿黄，便秘，口渴，心烦，手心脚心发热，舌苔黄、舌质红等偏热症状者，不建议使用艾灸疗法。

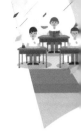

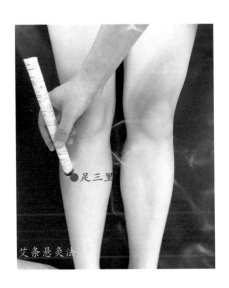

足三里

艾条悬灸法

三、温热敷

（1）独活 15 克，桑寄生 15 克，白芷 15 克，透骨草 15 克，鳖甲 20 克，丹参 20 克，红花 15 克，赤芍 15 克，桃仁 15 克。诸药研末装入布袋后蒸热温熨下腹，或直接用平底锅加盐文火翻炒后放入布袋，待温度降至 50℃左右，温熨下腹部。每日 1 次，每次 20~30 分钟，每包可连续使用 3~4 次，10 天为一疗程，经期停用。

功效：活血化瘀，祛湿清热。

适应证：适用于女性生殖系统常见肿瘤术后恢复期伴局部疼痛（如腹部）、肢体关节不适、舌质紫暗等症。

（2）白芷 10 克，艾叶 10 克，葱白 6 克，南星 15 克，白芥子 15 克，厚朴 12 克，半夏 12 克，枳壳 12 克。诸药研粗末装入布袋后喷湿，隔水蒸半小时，或用微波炉加热 3~5 分钟，趁热温熨下腹部。每日 1 次，每次 20 分钟，每剂可连续使用 3~4 天，10 次为一疗程。

功效：温宫散寒，燥湿行气。

适应证：适用于女性生殖系统常见肿瘤术后恢复期怕冷、腹胀等情况者。

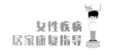

温热敷注意事项：防止烫伤，局部皮肤破损处忌敷，过敏体质慎敷。

四、药　膳

1. 杞芪甲鱼地黄汤

甲鱼1条，枸杞子30克，熟地黄15克，北黄芪10克，调料少许。将甲鱼洗净，杀后去头足，用开水焯去污物和粗皮，切成方块，烧开，去掉浮沫，再放入熟地黄、北黄芪，加水适量，移入文火炖至甲鱼烂熟，放入调料和枸杞子再炖几沸即可。早、晚空腹服，每周2~3次，可长期食用。

功效：甲鱼滋阴清虚热，配合熟地黄补血养阴；枸杞子滋补肝肾之阴，黄芪益气健脾，全方共奏滋阴补血、益气提神之效。

适应证：适用于肿瘤患者形瘦无神、面黄肌弱、精神疲倦，贫血体虚或伴有盗汗虚热等症。

2. 黄芪薏仁粥

生黄芪30克，薏苡仁30克，赤小豆15克，鸡内金9克，陈皮9克，糯米30克。先以水1000毫升煮黄芪30分钟，去渣，放入薏苡仁、赤小豆，煮30分钟，再放入鸡内金和糯米，熬成粥，早晚服用，可长期食用。

功效：益气健脾。

适应证：适用于癌症体质虚弱、消化不良的患者。若中晚期女性生殖系统癌症或术后、化疗后的患者，表现为体倦乏力、面色苍白、短气、纳呆、舌淡、苔薄白、脉沉细者尤为适宜。本方滋补健脾之力较佳，外感发热者慎用。

3. 阿胶枸杞子粥

阿胶20克，枸杞子20克，粳米60克。枸杞子、粳米加水500毫升煮粥，米熟后入阿胶使其溶化，再煮2~3分钟。每日1次服食，15天一疗程。

功效：滋阴补血。

适应证：适用于女性生殖系统癌症术后贫血的患者。

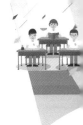

4. 首乌生地乌鸡汤

何首乌 60 克，生地 30 克，乌鸡 500 克，生姜 5 片。将全部用料放入瓦罐内，加水适量文火煮 2 小时，饮汤食肉。每周 2~3 次，1 个月一疗程，疗程之间间隔 2 周。

功效：滋阴补血。

适应证：适用于女性生殖系统癌症阴虚血亏、贫血，表现为形体消瘦、面色萎黄无华、爪甲苍白，或阴道不规则出血者。本方以滋补阴血为主，外感发热、大便溏泻者忌用。

5. 姜附烧狗肉

熟附子 20 克，生姜 50 克，狗肉 500 克，大蒜、葱、菜油各少许。将附子放入锅内煎 2 小时，狗肉切小块放入锅内，加入大蒜、生姜、葱、菜油，至沸，改文火炖至烂，即可食用。

功效：温补脾肾。

适应证：适用于脾肾阳虚之女性生殖系统癌症患者。体质过于虚弱者慎用。每周 1~2 次，食用期间出现口干、鼻出血、便秘等阳亢症状者停止食用。夏季服用次数宜少，冬季食用为佳。

五、饮食调养

（1）女性生殖系统癌症早期对消化道功能一般影响较小，以增强患者抗病能力，提高免疫功能为主，应尽可能地补给营养物质，蛋白质、糖、脂肪、维生素等均可合理食用。当患者阴道出血多时，应服用补血、止血、抗癌的食物，如莲藕、薏苡仁、山楂、黑木耳、乌梅等。当患者白带多，如水样时，宜滋补，如甲鱼、鸽蛋、鸡肉等。当患者带下多黏稠，气味臭时，宜食清淡利湿之品，如薏苡仁、赤小豆、白茅根等。

（2）手术后，饮食调养以补气养血、生精填精之膳食为主，如山药、桂圆、桑椹、枸杞、猪肝、甲鱼、芝麻、阿胶等。

（3）放射治疗时，饮食调养以养血滋阴为主，可食用牛肉、猪肝、莲藕、木耳、菠菜、芹菜、石榴、菱角等；若因放射治疗而出现放射性

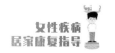
膀胱炎和放射性直肠炎时，则应给予清热利湿、滋阴解毒作用的膳食，如西瓜、薏苡仁、赤小豆、荸荠、莲藕、菠菜等。

（4）化疗时，饮食调养以健脾补肾为主，可用山药、薏苡仁、动物肝、阿胶、甲鱼、木耳、枸杞、莲藕、香蕉等。出现消化道反应，如恶心、呕吐、食欲不振时，应以健脾和胃的膳食调治，如蔗汁、姜汁、乌梅、香蕉、金橘等。

（5）女性生殖系统癌症晚期，应选高蛋白、高热量的食物，如牛奶、鸡蛋、牛肉、甲鱼、赤小豆、绿豆、鲜藕、菠菜、冬瓜、苹果等。

女性生殖系统常见肿瘤的居家运动康复方案参见第二章。

第六节　小故事分享

患有子宫肌瘤能怀小孩吗

王女士，28 岁，和丈夫结婚两年，准备怀孕，来医院做常规孕前检查，结果发现子宫有肌瘤，医生建议入院做腹腔镜下肌瘤切除术。首先听到这个消息的时候，她不相信，因为平时自己没有一点感觉，怎么就会长瘤子了呢？甚至怀疑是不是误诊了？

医生的诊断是不容置疑的，此时她感到慌乱而恐惧，也担心以后的生育问题。通过医生的分析与解释，她下定决心，接受腹腔镜下肌瘤切除术。手术很成功，妇科医生和康复科医生给予了相关指导。术后 2 小时内去枕平卧，丈夫照顾得无微不至，给王女士双下肢、腰背部、颈肩部按摩；2 小时后，王女士已清醒，丈夫鼓励她自己在床上进行简单的四肢活动，并进行膀胱训练及生物反馈治疗；12 小时后鼓励王女士在床上做全身活动，每 2 个小时翻身一次，不到 24 小时王女士就能够在床旁坐立，在病房里面走动了；48 小时后，王女士在丈夫的陪同下可以自由活动！

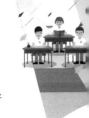

出院之后，回到家中，王女士仍然坚持自我运动康复，健康饮食，调整了自己的作息时间，按时睡觉，改掉了熬夜的习惯，很快便恢复如初。术后一年多，王女士在丈夫的陪同下，进行产检，产检一切指标正常。他们夫妻俩对妇科和康复科医生表示深深的谢意。

有关宫颈癌的故事

张女士，51 岁，是一位可亲可敬的大学教师。她每年都坚持定期体检，之前体检时发现 HPV 呈现阳性，所以她更加注意。就在 11 年前，在做 TCT 检测后发现是宫颈癌。庆幸的是发现时还是极早期阶段。

在妇科医生的建议下，她做了子宫全切手术；并在康复科医生和治疗师的指导下，早期介入康复治疗，包括早期肢体运动、膀胱训练、盆底康复等。出院后，康复科医生给她制订了一套居家康复训练方案，她在家一直坚持康复训练，养成了很好的日常作息习惯。同时，注意中医调理，饮食营养搭配均衡。空闲的时候，看看书，听听音乐，与学生们聊聊学习、生活。宫颈癌并没有影响她的生活，当然，在刚刚发现的时候，心里总会有些惶恐，她自己通过查阅各方面的书籍资料以及咨询医生，很快就把情绪调整好了，每天都乐呵呵的。11 年过去了，她依旧坚持定期体检，现在一切指标正常。如今，她还在教学第一线，还是那么可亲可敬，家庭还是那么的幸福美满。

这些故事告诉我们：广大女性朋友，除了养成良好的生活习惯，还要养成定期体检的习惯，早期发现疾病，早期治疗，并尽早进行康复干预。

（王丽娟　侯　巧　杨　硕　曹泽民）

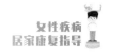

第六章　女性品质生活的保障

——女性盆底功能障碍性疾病的居家康复

第一节　了解盆底功能障碍性疾病

一、盆底在哪里，有什么功能

盆底是由封闭骨盆出口的多层肌肉和筋膜组成，它如吊床一样，承担并支撑子宫、膀胱、直肠等盆腔脏器，掌控排尿、排便、夫妻性生活等功能。因此，盆底这个"吊床"的好坏将直接影响女性的生活质量（详细解剖参见第一章）。

盆底肌包含多种纤维，发挥主要作用的有两种：Ⅰ类慢肌纤维，功能特点为能持久收缩且不易疲劳，主要在盆底内层；Ⅱ类快肌纤维，功能特点为快速收缩但易疲劳，主要在盆底浅层。

二、什么是盆底功能障碍性疾病

盆底功能障碍性疾病是由各种原因导致的盆底组织结构和功能损伤，以及盆腔器官位置和功能异常的一组疾病。盆底功能障碍性疾病是影响人类生活质量的五大慢性疾病之一，又称为社交癌。

三、盆底功能障碍性疾病的表现

盆底功能障碍性疾病包括盆腔器官脱垂（子宫、阴道、膀胱、直肠脱垂）、尿失禁、大便失禁、性功能障碍、慢性盆腔疼痛等，以盆腔器

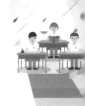

官脱垂及压力性尿失禁最常见。在发展中国家，盆腔器官脱垂、尿失禁、大便失禁的发病率分别是 19.7%、28.7% 和 6.9%。下面简单介绍一下这些疾病的表现。

盆腔器官脱垂：是盆腔器官向前或向下移位。子宫脱垂是子宫从正常位置沿阴道下降，宫颈达阴道外口水平，甚至全部脱出阴道口外。阴道前壁膨出表现为阴道前壁向阴道里膨出，用手摸感觉里面柔软像液体，手指按压时可以回位，一般是膀胱脱垂和（或）阴道松弛所致；阴道后壁膨出表现为阴道后壁向阴道里膨出，用手摸时，如果是便秘者感觉膨出部位是硬硬的，不便秘者较柔软，手指按压时可缩小，一般是直肠脱垂和（或）阴道松弛所致。

尿失禁：按照国际尿控协会的定义，尿失禁是指确定构成社会和卫生问题，且客观上能被证实的不自主的尿液流出。包括压力性尿失禁、急迫性尿失禁、混合性尿失禁和充溢性尿失禁。压力性尿失禁常表现为咳嗽、打喷嚏、大笑或跑步运动等有腹部压力增高的时候，出现不自主的尿液自尿道口流出，无法控制。急迫性尿失禁则多表现为突然有强烈的尿意而无法忍住，不能拖延致尿液流出。混合性尿失禁则上述两种现象同时存在。充溢性尿失禁表现为随着膀胱内尿液的增多，膀胱内压力上升到一定程度并超过尿道阻力时，尿液不断地自尿道滴出。

大便失禁：又称肛门失禁，是指粪便及肠道气体不能随意控制，不自主地流出肛门外。虽然不直接威胁生命，但会造成患者身体和精神上的痛苦，严重地干扰正常生活和工作。

性功能障碍：是指不能进行正常的性行为，或在正常的性行为中不能获得满足。常表现为性欲下降、无性快感、无性高潮、性交疼痛及插入困难等。盆底损伤导致的女性性功能障碍主要是性高潮障碍。

慢性盆腔疼痛：表现为非周期性、持续达到或超过6个月的盆腔疼痛、非阿片类镇痛药物治疗无效，甚至影响机体功能，出现食欲减退、反应迟钝、失眠健忘、消化不良、便秘等症状。

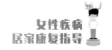

四、导致盆底功能障碍性疾病的原因

盆底功能障碍性疾病的原因主要有妊娠、分娩、绝经、盆腔手术及先天因素等。长期高腹压如肥胖、慢性咳嗽、便秘等也可导致其发生，以下分别从各个因素分析其损伤的机制。

1. 妊娠

妊娠会引起盆底承载的压力改变，下图中虚线为非怀孕状态，腹腔压力和盆腔脏器重力轴线指向骶骨；实线为妊娠体位，腹腔压力和盆腔的重力轴线指向盆底肌，加上孕期子宫的重量日益增加，盆底肌纤维和筋膜在持续受压中出现伤害。由此说明未经阴道分娩的剖宫产也会出现盆底损伤。

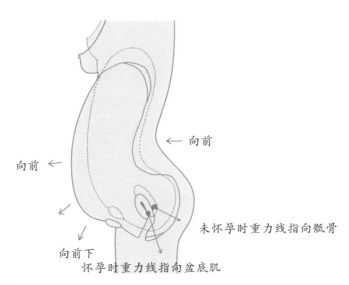

2. 分娩

分娩时阴道、盆底肌过度拉伸，导致肌纤维及筋膜的弹性减弱，致阴道松弛，阴道外口闭合不良；阴道分娩过程中盆底肌常有撕裂或侧切，愈合的瘢痕组织使盆底肌的弹性降低、局部疼痛；更严重的可能会伴随着阴部神经的损伤，导致盆底肌肌力和盆底感觉的减弱或缺失。有文献报道，第二产程延长（宫颈口完全扩张到胎儿娩出称为第二产程，初产

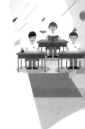

妇超过 2 小时或经产妇超过 1 小时，即可判定为延长）会使盆底组织长时间极度扩张，造成缺血、缺氧，加重盆底功能损伤的程度。新生儿体重过大（体重超过 4 千克），对盆底肌的损伤加大。

3. 更年期

随着年龄增长，盆底肌及筋膜的生理机能下降。一般女性在 50 岁左右出现更年期，此时雌激素水平下降，阴道分泌物减少，润滑作用减弱，出现阴道干涩、松弛。

4. 肥胖、慢性咳嗽、长期便秘等

肥胖、慢性咳嗽、长期便秘致腹部压力增加，使肌纤维长期处于拉伸及紧张状态，肌纤维的肌力及肌肉能产生的张力均降低，从而对盆底的支撑和维持脏器的功能减弱。

五、盆底功能障碍性疾病的危害

女性承担生儿育女的重担，不可避免地受到怀孕、分娩、流产及泌尿生殖系统疾病的伤害，致使女性盆底功能在 30 岁左右即开始衰退，不仅影响排尿、排便、性生活质量，同时影响夫妻关系及家庭和睦，导致离婚率上升等社会问题出现。而且因为尿失禁等问题严重妨碍女性的学习、工作和社交活动，进而会导致焦虑、抑郁和自卑等心理问题。随着全社会人口老龄化趋势加速，盆底功能障碍性疾病已演变为中老年女性的常见病、多发病，成为影响女性生活品质的常见慢性疾病之一。

第二节　盆底功能障碍性疾病常用诊疗方法

一、盆底常规评估

盆底常规评估包括影像学检查、盆底电生理检查、盆腹动力学检查、盆底张力检测等；对于盆腔器官脱垂者，还需要盆腔器官脱垂定量分类法

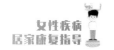

（POP-Q 分类法）评估。该评估方法是目前用来评定盆腔器官脱垂程度的简单而有效的方法。对于尿失禁者，还需做尿常规检查、膀胱功能评估、尿流动力学检查、配合指压试验、棉签试验等辅助检查。性功能障碍的诊断还需结合病史，做相关的性功能自我评定、类型评定、情感综合评定。慢性盆腔疼痛者，还需要结合原发病做相应的评估诊断和疼痛分级评估等。

二、徒手盆底肌肌力评估

徒手盆底肌肌力评估是医生徒手检查盆底肌深浅层肌肉情况简单有效的方法，通过评估盆底肌收缩放松的能力，来了解盆底肌肌力分级，此方法可作为初筛检查，作为仪器详细评估的参考。

三、仪器检测

随着对盆底功能障碍性疾病研究的不断深入，目前已经有专门的仪器用来测量盆底功能。它可作为盆底损伤早发现、早确诊的有效工具。

第三节　盆腔器官脱垂

一、盆腔器官脱垂的常见症状

盆腔器官脱垂包括子宫脱垂、膀胱脱垂、直肠脱垂等，是全球女性普遍存在的健康问题。但是，许多女性对盆腔器官脱垂的早期表现及危害并不清楚，更缺乏早期预防的理念，从而导致在早期出现问题的时候没能及时就诊、及时治疗，大多数都会拖到非常严重，影响到生活、工作才去求医。

轻度盆腔器官脱垂一般没有特殊不适，中重度时可出现如下症状：

腰骶部疼痛及小腹下坠感：重度子宫脱垂时可牵拉子宫韧带，引起不同程度的腰骶部酸痛，尤以骶部为甚，劳累或长时间站立后更加明显，卧床休息后可缓解。此外，患者可有下腹部、阴道、会阴部下坠感。

阴道脱出肿物：患者自感有肿物自阴道内脱出，于行走、体力劳动时更加明显，卧床休息后有的能自行回缩。而脱垂严重者，不能自行还纳，肿物终日掉在阴道口外，与衣裤摩擦而感不适，可出现分泌物增多，甚至出血；日久局部组织增厚角化，发生溃疡、感染。

泌尿道症状：当子宫脱垂伴有盆底肌无力时，其大笑、剧烈咳嗽、打喷嚏、提重物等腹腔压力突然增加时，可引起尿液不受控制溢出。子宫脱垂伴有不同程度的膀胱膨出时，可出现排尿不尽，需要活动改变体位后，再蹲下二次排尿。随着膀胱脱垂加重，漏尿和二次排尿可转变为排尿困难，出现尿潴留。长期有尿液存于膀胱里，易导致尿道膀胱炎症的发生，出现尿频、尿急、尿痛等症状。直肠脱垂严重者，由于脱垂直肠处的大便难以排出，时间长了导致慢性便秘，进一步加重病情。

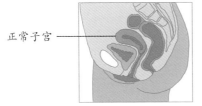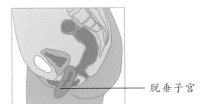

正常子宫 ——

—— 脱垂子宫

二、盆腔器官脱垂对生活、工作的影响

盆腔器官脱垂的常见症状是外阴部肿物脱出，与衣裤摩擦出血感染，伴或不伴有排尿、排便异常，外阴部湿疹、炎症等，不同程度地影响患者的生活质量。

阴道前壁膨出的患者易合并尿失禁，而此类患者的生活与工作更易受到影响。尿失禁使患者的活动范围受到限制，而附近是否有厕所经常被作为限制社会活动的一个因素。尿频、尿急的女性经常遇到这样的烦恼：每到公共场合第一件事便是找厕所，咳嗽、打喷嚏时尿失禁使得患者感到害羞、难堪、忌讳，从而产生社交障碍。盆腔器官脱垂可严重影

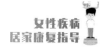
响夫妻性生活的和谐。

虽然盆腔器官脱垂不像心脑血管疾病和肿瘤一样威胁人们的生命，但却影响人们的生活质量，限制人际交往。患者易出现自卑与情绪沮丧，食欲、性欲低下等身心障碍，甚至产生轻生倾向，相当多的患者出于难言之隐而延误诊治。因此，加强女性健康教育及健康检查，及早发现，在疾病早期阶段积极康复治疗尤为重要。

第四节　尿失禁的尴尬

一、女性尿失禁的现状

尿失禁是指不能自主控制排尿、尿液不自主地自尿道口流出。它并非一个独立的疾病，而是某些疾病累及膀胱、尿道、盆底功能的结果。

尿失禁可发生于各个年龄阶段的女性。有关尿失禁研究显示，尿失禁的就诊率为25%，5年就诊率只有8%。研究表明，压力性尿失禁的发病呈现双高峰特点，分别为分娩后和绝经后。很多女性尤其是孕晚期及围绝经期女性有这样的烦恼，用力咳嗽或打喷嚏时，经常会出现漏尿，使之害怕出远门，更怕在人多的场合出现。如果患有尿失禁，首先要克服害羞和沮丧的心理，及时到正规医院就诊。

二、尿失禁有哪些表现，如何早期识别

尿失禁的类型不同，其表现也不同，了解各型尿失禁的症状有助于早发现、早诊断、早治疗。

压力性尿失禁根据其临床表现可分为4度，Ⅰ度表现为只在打喷嚏、咳嗽或大笑时偶尔有尿液溢出；Ⅱ度为一般日常生活如走路、上台阶时常常出现尿液溢出；Ⅲ度为站立时就出现尿液溢出；Ⅳ度为在站立及平躺时均出现尿液溢出。

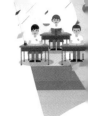

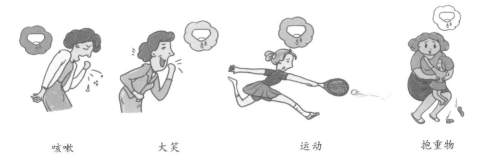

咳嗽　　　　　　大笑　　　　　　　运动　　　　　　抱重物

急迫性尿失禁则表现为有强烈的尿意，但在到达厕所之前，即有尿液流出；尿频、尿急、尿痛、夜尿超过 2 次、排尿间隔少于 2 小时，不能拖延和控制排尿。

混合性尿失禁则两种症状同时存在。

充溢性尿失禁是膀胱充盈后尿液自尿道口流出。

三、尿失禁对生活的影响

60 岁以上老年女性中尿失禁发病率高达 12%~34%。尿失禁对人体并无器质性伤害，但它所带来的尴尬及痛苦，严重影响个人生活质量：如皮肤瘙痒、身上异味；人变得焦虑、抑郁，不敢外出或出远门，出门时首要关注的是厕所；半夜频繁跑厕所，导致睡眠质量下降等。因此，假如你是产后妈妈或围绝经期女性，体型偏胖，长期咳嗽或慢性便秘者需警惕尿失禁，做到尽早识别、尽早治疗、尽早康复。

第五节　大便失禁的困扰

一、为什么会发生大便失禁

排便是一个由人体多个系统共同参与协调统一的过程。粪便到达直肠达到一定量后，刺激直肠，通过相关神经纤维传入大脑，大脑判定环

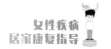
境允许排便，再发出排便指令。

引起大便失禁的原因很多，分娩所致盆底肌损害是女性大便失禁最常见的原因；此外还有阴部神经受损、肌肉松弛或神经反射不良、肛管直肠脱垂、内痔脱出等机械性障碍、手术损伤引起的括约肌局部缺陷、直肠癌术后肛门括约肌功能丧失等均可引起大便失禁。神经系统病变如脑血管疾病、脑肿瘤、脊髓肿瘤、脊髓结核、马尾神经损伤等也可导致大便失禁。

二、大便失禁有哪些表现

大便失禁的表现与病情的严重程度相关，患者可能出现腹泻时稀便不能控制，会阴部常有黏液和粪便沾染，夜间不能控制排便，也有在排气时伴漏粪等不同程度的失控表现。大便失禁患者最常见的并发症是会阴部、骶尾部皮炎及褥疮，这是由于粪便刺激皮肤，使会阴部皮肤处于潮湿和粪便侵蚀的状态。少数患者为使大便减少而节制饮食，出现消瘦，体重下降。

三、大便失禁对生活质量的影响

大便失禁给生活带来一系列问题，如难闻的气味，频繁的上卫生间，更换和清洗内裤，对工作与生活的担忧等。对于大便失禁感到羞耻，难于说出口，不愿意就诊，长久以后易发生心理障碍。大便失禁并非不治之症，不需要有心理负担，出现症状及时就诊，早期治疗，早期康复。

第六节　了解慢性盆腔疼痛

一、什么是慢性盆腔疼痛

慢性盆腔疼痛（CPP）是指由各种功能性和（或）器质性原因引起的，以骨盆及其周围组织疼痛为主要表现的非周期性、持续达6个月以上，

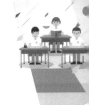

且可能导致相关功能障碍，需药物或手术治疗的一组综合征。它是女性最常见的症状之一，给患者的健康和生活质量造成严重影响。慢性盆腔疼痛发病率占普通女性疾病的 16.9% ~25.0%。

二、为什么容易发生慢性盆腔疼痛

慢性盆腔疼痛病因学复杂，可由生殖系统、消化系统、泌尿系统、肌肉骨骼系统以及精神神经系统等多系统疾病引起；其中最为常见的有子宫内膜异位症、盆腹腔粘连、慢性盆腔炎、盆腔静脉淤血综合征、子宫脱垂等。其发生原理可能如下：

（1）妇科炎症引起盆腔、卵巢、输卵管的形态异常。

（2）盆腔手术后盆腔、卵巢、输卵管的位置改变。

（3）静脉扩张淤血，导致疼痛介质产生及释放增多。

（4）局部组织充血、淤血、水肿，压迫周围盆腔组织。

三、慢性盆腔疼痛有哪些表现

引起慢性盆腔疼痛的原因很多，其表现形态多样，有相似性也有特异性。不同的病因引起的疼痛其表现存在一定差异。

1. 慢性盆腔炎

慢性盆腔炎是引起盆腔疼痛最常见的原因，包括子宫内膜炎、输卵管卵巢炎、盆腔结缔组织炎及盆腔腹膜炎等。慢性盆腔炎约占慢性盆腔疼痛的 23%~30%。疼痛的特点：下腹部持续性钝痛及隐痛，也可表现为下腹部胀痛、坠痛或腰骶部坠痛，劳累或月经期疼痛加重，常伴有白带增多、月经过多或痛经等症状。长期患病可出现全身症状，如乏力、精神萎靡、失眠、纳差乃至消瘦。

2. 子宫内膜异位症

由于子宫内膜异位症常导致盆腔粘连及盆腔充血，可出现月经间歇期下腹痛及腰骶部坠、胀痛，并在经前及经期加重。常易与慢性盆腔炎引起的盆腔疼痛相混淆。

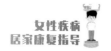
3. 盆腔静脉淤血综合征

盆腔静脉淤血综合征是由于盆腔静脉或静脉丛曲张、淤血，导致慢性下腹部疼痛、性交后疼痛、低位腰痛等症候群。疼痛的特点：弥漫性下腹部持续坠痛，疼痛晨轻晚重，长久站立加重，侧卧减轻或消失；症状也可表现为以一侧较重；可伴有痛经、月经改变、膀胱直肠刺激症状。

4. 盆腔粘连

盆腔粘连常由盆、腹腔手术及其炎症引起，由于粘连限制了盆腔与其脏器正常的生理活动从而引起盆腔疼痛。粘连部位不同，引起盆腔疼痛的部位也不同。疼痛的特点：非周期性，呈慢性持续性钝痛。

5. 肌肉骨骼异常

肌肉骨骼异常是导致慢性盆腔疼痛的原因之一。疼痛的特点：疼痛的程度和部位常伴随体位变化或活动后而改变，休息后疼痛明显缓解，受累肌肉用力时疼痛加剧。

6. 盆腔恶性肿瘤

盆腔恶性肿瘤如卵巢癌等若向周围组织浸润或压迫神经，可引起腹痛、腰痛或下肢疼痛。疼痛的特点：持续性钝痛，以及常伴腹胀、腹部肿块、腹水等，晚期可出现消瘦、严重贫血等恶病质征象。

7. 心理因素

慢性盆腔疼痛可能由情绪障碍，如抑郁、焦虑、性功能障碍等因素所致。调查显示，慢性盆腔疼痛的病因由社会因素所致者占 5%~25%。疼痛的特点：持续性钝痛，无放射性，疼痛部位弥散，易改变，遇有社会心理因素时即可发作，长期维持同样的疼痛，治疗后无好转或加剧。

四、慢性盆腔疼痛对机体的影响

慢性盆腔疼痛不仅有下腹部等部位疼痛，还伴有阴道不适、性功能方面问题，常得不到缓解。虽然寻求医治，但一般诊断不明确，且治疗效果欠佳。存在盆腔疼痛的女性长期受疼痛困扰，患者抑郁症状显著，如无食欲、疲倦、失眠、性欲丧失或对任何事物不感兴趣，或易冲动、

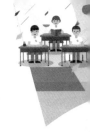

自我控制能力差等，严重影响自身健康及家庭和睦。

第七节　盆底功能障碍性疾病的预防

盆底功能障碍性疾病表现形式多样，对女性日常生活质量及人际关系造成很大的影响。最关键的就是防患于未然，尽量避免损伤或减轻损伤程度。

参加医院及社区的孕妇产前教育、盆底科普保健知识学习。建议在分娩 42 天后常规去医院做盆底功能检查，以便早期发现盆底问题，早期进行盆底康复治疗。

尽量避免或消除加重盆底功能障碍性疾病的高危因素，比如在孕期注重膳食营养均衡，保证胎儿体重在合理范围之内；及时治疗引起慢性盆腔疼痛的原发病，引起慢性咳嗽的肺部疾患、过敏性鼻炎，控制体重等；均衡饮食，保证每日食物品种在 12 种以上。多食含纤维素丰富的食物，养成良好的排便习惯，防止因便秘用力排便时腹压增加造成盆底损害。对于尿失禁的女性，注意控制饮水量，入睡前减少液体的摄入；避免饮用浓茶、含咖啡因的饮料等。

第八节　盆底功能障碍性疾病的治疗

目前，国内外对于盆底功能障碍性疾病的治疗方法多为盆底康复治疗技术、情绪管理、盆底重建手术、阴道激光治疗等。

一、盆底康复治疗技术

1. 盆底肌训练（Kegel 训练）

盆底肌训练（Kegel 训练）由 Arnold Kegel 在 1948 年首次提出，

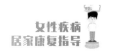

指有意识地对以肛提肌为主的盆底肌进行自主收缩。被国内外广泛用于家庭盆底功能训练（详细训练方法参见第七章）。

2. 电刺激

通过刺激肌肉唤醒机体本体感受器，使肌肉被动进行锻炼，从而促使肌肉主动收缩；抑制膀胱逼尿肌收缩，使排尿受到抑制，而将尿液储存于膀胱。

3. 生物反馈盆底肌训练

采用模拟的声音或视觉信号反馈，提示盆底肌处于正常或异常活动状态；使女性在治疗期间能够了解盆底肌训练的正确性及有效性，并设有多个生物反馈模块，如建立咳嗽－肌肉收缩反射（控尿 A3 反射）、肌纤维生物反馈、膀胱生物反馈、性功能生物反馈及场景反馈等。

4. 家庭功能康复器

家庭功能康复器是 1985 年 Plevnik 提出的主动强化盆底肌的一种治疗仪器。通过将从轻到重不同重量的球囊样康复器置于阴道进行收缩训练来锻炼盆底肌，简便、安全、有效、无副反应（使用方法参见第七章）。

5. 行为训练

对于尿失禁患者，还需要规范排尿次数及时间，有尿频、尿急的女性，实行饮水计划，将排尿时间定时。比如晨起排尿后，再次出现尿意，先忍忍，坚持憋尿约 15 分钟再排尿，慢慢延长排尿间隔时间，逐步将排尿间隔时间延长至 2~3 小时 1 次，循序渐进地增加膀胱的容量和改善膀胱的控尿能力。

6. 饮水管理

对于尿失禁的女性，不能因为害怕漏尿而不饮水，饮水量及进食量能直接影响排尿的次数及尿量的多少，所以，正确的饮水指导至关重要。一天的饮水量保持在 1500~2000 毫升，除去每日三餐的汤水，分 6~8 次饮水，每次饮水量 200~250 毫升，睡前 2 小时不饮水。

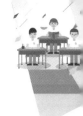

7. 排尿日记

对于尿失禁有漏尿、尿急的患者，需做好排尿日记，从早晨起床开始记录每次排尿的时间及量，每次饮水、饮食量。通过监测饮水和排尿情况，了解膀胱功能，方便就诊时给医生提供详细信息，同时也可以通过规律的饮水及排尿，找到最佳的排尿时间。

8. 尿急功能性训练

对于尿失禁、尿频、尿急的女性，训练膀胱充盈时控制尿的能力，在听到流水声、双手浸在冷水中时、咳嗽、打喷嚏即有尿意者，训练盆底肌在腹压增高时能反射性快速收缩，强化在尿急的情况下盆底肌收缩的能力。

二、情绪管理

目前大量女性遭受盆底功能障碍性疾病之苦，女性应学会针对自身不同心理问题做好心理疏导，学会调整情绪。

（1）积极面对疾病：首先要通过专业指导了解盆底功能障碍性疾病的知识和预后，以正确积极的态度面对疾病，预防不良情绪的产生。

（2）消除自卑心理：盆底功能障碍性疾病往往可能涉及一些生殖系统和性生活的隐私话题，患病女性往往在疾病初期感到羞愧进而出现紧张、自卑心理，一般在临床症状严重到迫不得已时才就诊，应多与专业人员沟通和交流，以自信的状态接受和配合治疗。

（3）消除焦虑、抑郁、多疑的心理：对于女性比较严重的盆底障碍性疾病，尤其是慢性盆腔疼痛长期的困扰，子宫脱垂对生活的影响，尿失禁及大便失禁的尴尬和苦恼等，容易导致心理改变，如焦虑、抑郁、多疑、担忧、紧张、害怕等，此时应该积极寻求专业的心理医生和康复科医生治疗。同时调整心态，积极面对。

三、盆底重建手术

盆底重建手术适用于非手术治疗无效的盆腔器官脱垂及严重尿失禁的患者。但手术存在术后疼痛、感染及易复发等缺点。

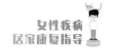

四、阴道激光治疗

阴道激光治疗是治疗盆底功能障碍性疾病的新型方式，能有效改善性生活质量及缓解尿失禁、慢性盆腔疼痛、脏器脱垂等症状。利用激光刺激组织再生，修复阴道萎缩组织，使阴道重新恢复光滑紧致；调节阴道分泌，增加润滑，消除干涩；滋润阴部，深层抗衰，防护阴道免受细菌入侵，预防妇科感染。

第九节 盆底功能障碍性疾病居家中医调理方案

盆底功能障碍性疾病严重影响广大女性的生活质量和健康，主要包括压力性尿失禁、盆腔脏器脱垂及产后性功能障碍等。中医根据其症状，将压力性尿失禁归属于中医"小便不利""遗尿""尿失禁"等范畴；盆腔脏器脱垂归属于中医"阴挺""阴脱""子宫脱垂"等范畴；产后性功能障碍与中医"前阴病"等相关。对于轻、中度盆底功能障碍性疾病，中医通过辨证施治，审证求因，方法简便易行，见效快，安全可靠。中医对其病因病机有较深入的认识，归纳起来主要为气虚下陷、肾虚不固和湿热下注。其中不同疾病又有各自的病因病机，现我们分别阐述其病因病机及相应的调理方法。

一、尿失禁居家中医调理

尿失禁多因生产损伤、产后或病后气虚、疲劳、老年肾亏、湿热、产后下血不畅等，使下元不固、膀胱失去约束而致。治疗肾气不固、脾肺气虚者当补气固本，湿热下注者当清热化湿，下焦蓄血者当活血化瘀。具体中医调理方法如下：

1.居家穴位自我手法按摩

（1）取穴：中极、膀胱俞、肾俞、三阴交。

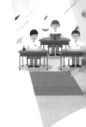

1）中极：在下腹部，前正中线上，当脐中下4寸，为膀胱募穴。主治尿频、尿急、尿潴留、尿失禁，以及痛经、男性性功能障碍、盆腔炎等病症。

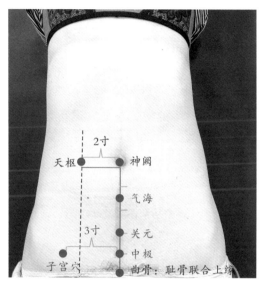

2）膀胱俞：在骶部，当骶正中嵴旁开1.5寸，平第2骶后孔。简便取穴：两侧髂前上棘连线与脊柱交点，往下推3个椎体，旁开两横指处，为膀胱俞。主治小便不利、尿潴留、尿失禁以及腹泻、便秘、腰骶痛等。

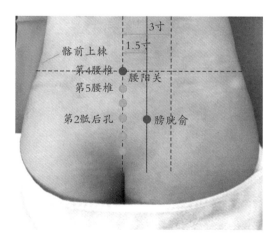

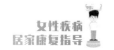

（2）操作方法：中极、膀胱俞调理膀胱气机，增强膀胱对尿液的约束力；肾俞补肾固涩，三阴交为足三阴经交会穴，可调理肝脾肾的气机。肾气不固加关元、命门补肾固本，脾肺气虚加肺俞、脾俞、气海、足三里补益肺脾；湿热下注加阴陵泉、行间清热利湿。每穴 1~3 分钟，以局部穴区发热或出现酸胀感为度。

2. 艾灸

肾气亏虚、肾阳不固引起的尿液清长、精神疲惫、怕冷、腰膝酸软冷痛的，可艾灸肾俞、命门、神阙、关元，进行强肾灸法，益气温阳。

3. 耳穴

取耳穴膀胱、尿道、肾，用王不留行籽贴压，调节肾及膀胱功能。

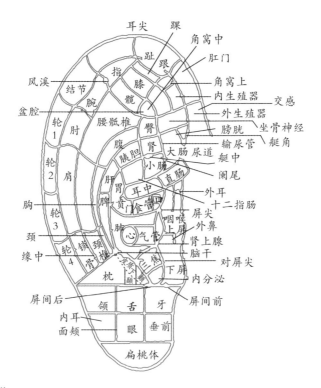

4. 药膳

（1）党参苏叶汤：党参 15 克，橘皮 10 克，紫苏叶 10 克，煎药取汁，

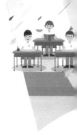

代茶饮。

功效：顺气开胸，补肺缩尿。

适应证：适用于肺气虚弱，咳嗽漏尿者。

（2）党参核桃煎：党参 15 克，胡桃肉 10 克，浓煎饮汁吃胡桃。可常食。

功效：益气固肾。

适应证：对老年人尿失禁有效。

（3）芡实山药粥：芡实粉 30 克，胡桃肉 20 克，山药粉 30 克，大枣 5 枚，煮粥食用。每周 3~5 次，可常食。

功效：益气健脾。

适应证：对脾胃虚弱及产后女性尤其适用。

（4）车前饮：车前子 30 克，包煎取汁代茶饮。

功效：清利湿热。

适应证：对湿热下注之尿失禁有效。

（5）核桃羊腰粥：羊腰子（羊肾）2 个，核桃仁 30 克，大米 50 克。先将羊腰子洗净，剖开后去臊腺，切成薄片或小方丁，与择洗干净的核桃仁、大米同入砂锅，加水适量，大火煮沸后，改用小火煨煮成稠粥即成。早餐服食。

功效：补肾固精。

适应证：对老年性尿失禁尤为适宜。

二、盆腔脏器脱垂居家中医调理

盆腔脏器（阴道前后壁、子宫、膀胱、直肠）脱垂，多由体质虚弱、中气不足、气虚下陷，以及肾气亏损、带脉失约、冲任不固或多产、难产、产时用力过度伤及胞络，而致胞宫失于维系引起。故本病多为虚证。治疗时当益气固脱，补肾调冲。脾肾气虚者补益脾肾、升阳固脱；湿热下注者清利湿热、举陷固胞。具体中医调理方法如下。

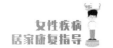
1. 居家穴位自我手法按摩

（1）取穴：百会、气海、关元、三阴交。

百会位于巅顶，为诸阳之会，有升阳举陷、固摄胞宫作用；气海、关元邻近子宫，位于脐下，可调理冲任、益气固胞作用。肾气不固加太溪、肾俞补益肾气、升提胞宫；脾气虚加脾俞、足三里健脾益气、举陷固胞；湿热下注加阴陵泉、中极清热利湿。

（2）操作方法

1）患者俯卧，由家人用拇指指腹点揉百会、肾俞各1分钟，然后用手掌推擦腰骶部至局部皮肤发热为度。

2）患者仰卧，自行用指腹揉气海、关元各1分钟。

3）仰卧，自行用手掌在少腹部旋转摩擦，顺时针30次，逆时针30次。

4）以指腹点揉三阴交、足三里各1分钟。以上按摩法，每日早晚各1次。

2. 艾灸

艾灸百会，升提一身之阳气；对脾肾亏虚引起的脏器下垂、尿液清长、精神疲惫、怕冷、腰膝酸软冷痛的，可艾灸肾俞、脾俞、关元、足三里以益气温阳。

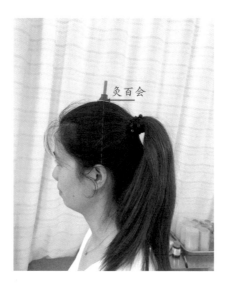

3. 耳穴

取耳穴皮质下、交感、内生殖器、脾、肾，用王不留行籽贴压，调节脾肾脏腑功能。

4. 药膳

（1）芡实淮山粥：芡实粉 20 克，淮山粉 20 克，核桃肉粉 30 克，红枣肉 10 枚，粳米 100 克，同煮粥，加白糖少许服用。每周 3~5 次，连服 2 周。

功效：益肾健脾。

适应证：适用于腰酸、腿软，小腹下坠、尿频以夜间尤甚，头晕、耳鸣等肾虚型子宫脱垂。

（2）首乌山萸肉乌鸡汤：首乌 30 克，山萸肉 25 克，乌鸡 1 只（宰杀后去毛及内脏）洗净，将首乌、山萸肉装入鸡腹内，加水适量煮至肉烂，饮汤吃肉。当菜肴食用，每周 2~3 次，连服 2 周。

功效：益肾健脾。

适应证：适用于肾虚型子宫脱垂。

（3）参芪术鸡煎：党参 30 克，黄芪 50 克，炒白术 20 克，母鸡 1 只（宰杀后去毛及内脏）洗净。将上述 3 种药放入鸡腹内，加水放入砂锅煮至鸡肉熟烂，饮汤食肉。当菜肴食用，每周 2~3 次，可常食。

功效：益气健脾。

适应证：适用于子宫下移或脱出于阴道口外，劳则加剧，小腹下坠、四肢无力、少气懒言、面色少华等气虚型子宫脱垂。

（4）绿豆糯米汤：绿豆、糯米各 50 克，猪大肠 250 克。先将猪大肠洗净，然后将浸过水的糯米、绿豆放入猪肠内（肠内要有少许水分，以便糯米和绿豆泡发），两端用麻绳扎紧后，用砂锅加水煮 2 小时，烂熟后服食。每日 1 次，连食 10~15 次。

功效：清热利湿。

适应证：适用于湿热下注型脏器脱垂者。

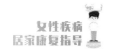
5.中药熏洗

（1）枳壳 60 克，升麻 15 克，水煎，先熏后洗。隔日 1 次，连用半个月。适用于各型脏器下垂者。

（2）蛇床子 30 克，乌梅 10 个，升麻、枯矾各 15 克，煎水，坐浴。隔日 1 次，连用半个月。适用于各型脏器下垂者。

（3）金银花、紫花地丁、蒲公英、蛇床子各 30 克，苦参 15 克，黄柏、枯矾各 10 克，黄连 6 克，煎水熏洗、坐浴。隔日 1 次，连用半个月。适用于子宫脱垂伴有带下黄臭者。

三、慢性盆腔疼痛居家中医调理

中医无"慢性盆腔疼痛"之名，但根据其症状特点归属于"妇人腹痛""癥瘕""不孕""痛经"等范畴。关于其病因病机，现代学者多认为与"瘀"相关。中医学认为，不管是外感六淫，或是情志失调，或是饮食失宜，或是劳倦内伤，或是跌仆、刀刃损伤，均可致气血运行受阻，瘀血内阻发为痛证。其病机主要有气滞血瘀、湿热瘀结、寒湿血瘀、气虚血瘀、肾虚血瘀。

治疗当活血化瘀，气滞者行气，湿热者清热利湿，气虚者补气，肾虚者补肾。

1.居家穴位自我手法按摩

（1）取穴：膈俞、血海、合谷、子宫。

1）膈俞：在背部，当第 7 胸椎棘突下，旁开 1.5 寸。简便取穴：两臂自然下垂，确定肩胛骨下角的位置，两肩胛下角连线与后正中线交点即为第 7 胸椎（后正中线与肩胛骨内侧缘之间的中点即为 1.5 寸）。可治疗一切血证如贫血、慢性出血，膈肌痉挛，神经性呕吐等。

2）合谷：在手背第 1、2 掌骨间，当第 2 掌骨桡侧的中点处。简便取穴：拇、食指张开，以一手的拇指第 1 指节横纹放在另一手拇、食指之间的指蹼缘上，屈指，拇指尖处即是本穴。主治：面神经炎、牙痛、感冒、头痛等。

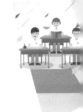

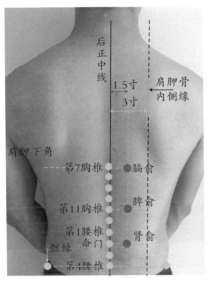

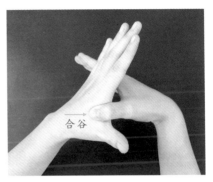

（2）操作方法：膈俞为八会穴之"血会"，同血海一起可治疗一切血证如血虚、血瘀等；子宫穴调理胞宫。气滞血瘀者，加合谷、太冲，俗称"开四关"。四关为气血阴阳出入的要道，开四关可通经活络，行气止痛。湿热瘀结者，加三阴交、中极。三阴交为肝脾肾三条经脉交会穴，调理三脏功能，增强脾脏运化水湿、肾脏通利小便及肝脏的疏泄功能；中极为膀胱的募穴，能增强膀胱利小便的功能，二者合用，使湿热从小便而去。寒湿血瘀者，加阴陵泉、大椎。阴陵泉健脾利湿，大椎为诸阳之会，温阳散寒，二者合用散寒利湿。气虚血瘀者，加气海、足三里，气海主一身之气，足三里为人体大补之穴，调补后天之气血。肾虚血瘀者，加肾俞、关元，肾俞补肾益气，关元培补元气，二者合用共奏益肾培元之功。

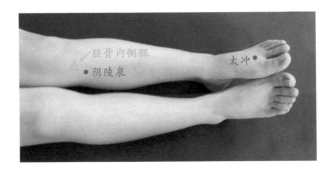

每穴按揉 1~3 分钟，以局部穴区发热或出现酸胀感为度。

2. 艾灸

取子宫穴温暖胞宫、活血化瘀，神阙、关元温阳补虚。用艾条或艾灸盒灸，每日艾灸 1 次，每次 15~30 分钟。寒湿血瘀者最为适宜；肾虚血瘀伴有腰背酸软疼痛者，可艾灸腰骶部穴位；如果有白带色黄、尿黄、便秘、口干、心烦、舌苔黄、舌质红等症状者，不建议使用艾灸疗法。湿热瘀结者慎用。

3. 拔罐

取膈俞、肝俞、脾俞、肾俞以活血化瘀、疏肝理气、益肾健脾。用止血钳夹拇指大一小团棉球，蘸取 95% 酒精，点燃后伸入中号或大号玻璃罐内，在迅速取出酒精棉球的同时将罐口放至穴位处。注意：点燃的棉球伸入火罐的内 1/3 处为宜，拔罐速度宜快；持火（多为左手）宜稳，并远离被拔火罐者；注意防止烫伤。有出血性疾病及严重心、肝、肾功能不全者不宜拔罐；局部皮肤破损处不宜拔罐。

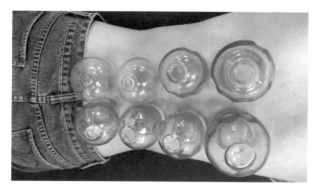

4. 药膳

（1）桃仁饼：桃仁 20 克，面粉 200 克，麻油 30 克。桃仁研成极细粉与面粉充分拌匀，加沸水 100 毫升揉透后冷却，擀成长方形薄皮子，涂上麻油，卷成圆筒形，用刀切成每段 30 克，擀成圆饼，在平底锅上烤熟即可。早晚餐服食，每日数次，每次 2 块，温开水送服。每周 3~4 次为宜。

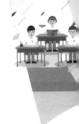

功效：理气活血，散瘀止痛。

适应证：适用于所有慢性盆腔疼痛者，尤以气滞血瘀者为佳。

（2）青皮红花蜂蜜茶：青皮 10 克，红花 10 克，蜂蜜 20 克。用法：青皮晾干后切成丝，与红花同入砂锅，加水浸泡 30 分钟，煎煮 30 分钟，用洁净纱布过滤，去渣取汁，趁温热调入蜂蜜，拌和均匀。当茶频频饮用，或早晚 2 次分服。可常服。

功效：理气活血。

适应证：适用于所有慢性盆腔疼痛者，尤以气滞血瘀、气虚血瘀者为佳。

（3）芍姜薏仁汤：赤芍 10 克，薏苡仁 20 克，生姜 3 片，桂圆 10 克。将药物洗净放入陶罐内，加水浸泡 15 分钟，武火煎煮 10 分钟，再用文火煮 10 分钟，去渣取汁（生姜、桂圆可食用）。当茶频频饮用，或早晚 2 次分服。每日 1 次，7 天一疗程，可连服两个疗程。

功效：温阳活血，散寒利湿。

适应证：适用于寒湿血瘀致盆腔疼痛者。阴虚发热者不宜服用。

第十节　盆底功能障碍性疾病的居家运动康复方案

盆底功能障碍性疾病运动康复在强化盆底肌的同时，还必须配合骨盆周围肌肉的强化训练，增强盆底支持组织的力量和周围肌群的协调性。以下运动方法需坚持练习，才能达到理想的效果，更好地促进盆底功能障碍性疾病的恢复。

一、放松骨盆（2 分钟）

坐位，抬头挺胸，双腿屈膝，脚掌掌心相对，将膝盖充分打开使小

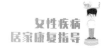
腿尽量接触地面，双手握住脚踝，然后身体缓慢左右摆动，重复6~8次。

注意：在这个过程中要保持腰背挺直，不要让身体向腿部靠近。

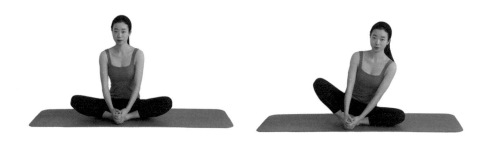

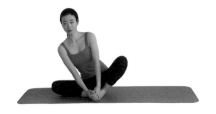

二、盆底肌运动

参见第七章选择适合自己的体位和方法进行训练。

三、强化核心训练（10~15分钟）

1.腹肌训练

（1）俯卧，双手屈曲置于体侧，鼻尖碰地，小腿屈曲与地面垂直后交叉。吐气时，腹部用力抬起离开地面，肘关节和膝关节支撑，保持头部到骨盆成一条直线，维持这个状态3~5个呼吸后放松。重复5~8次。

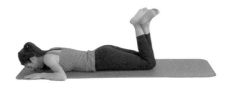
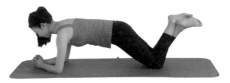

（2）仰卧屈膝，腹部用力，一侧手支撑，另一侧手触对侧膝盖，维持这个状态 3~5 秒。重复 5~8 次，左右交替进行。

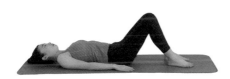
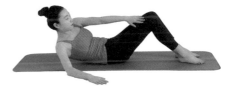

2. 骨盆侧抬运动

右侧卧，右手肘关节屈曲 90° 支撑地面，背部挺直，抬头挺胸，然后骨盆向上抬起至与头部脊柱保持一条直线。维持 3~5 秒，然后放松。重复 6~8 次，左右交替进行。

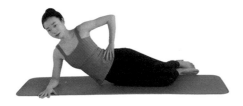
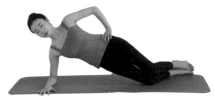

3. 桥式运动

仰卧，双手伸直置于体侧，双腿屈髋屈膝，臀部上抬至肩、髋、膝在同一水平面，维持 3~5 秒后放松。重复 6~8 次。

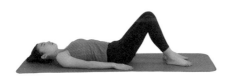
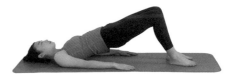

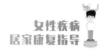

四、拉伸训练

1. 骨盆旋转运动

仰卧，双手向两侧平伸，双腿屈膝并拢带动骨盆转向一侧至最大限度，感觉侧腰部的肌肉被拉伸，维持 3~5 秒后再向另外一侧旋转，重复 6~8 次。注意：在旋转过程中动作要缓慢，背部尽量贴近地面。

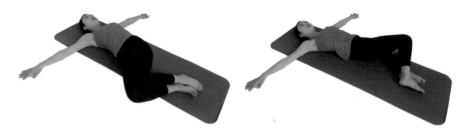

2. 单侧骨盆拉伸运动

仰卧，右侧腿屈髋屈膝，左侧小腿搭在右腿膝盖上，然后双手抱住右腿大腿根部往胸前拉伸至最大限度并维持 3~5 秒。双腿交替进行，重复 6~8 次。注意：在拉伸过程中后背尽量贴近地面不要离开。

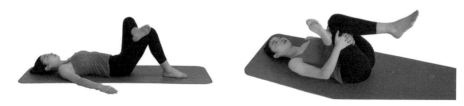

3. 双侧骨盆拉伸运动

仰卧，屈髋屈膝，双脚自然打开，然后双手抱住踝关节往身体方向缓慢靠近并维持 3~5 秒。重复 6~8 次。

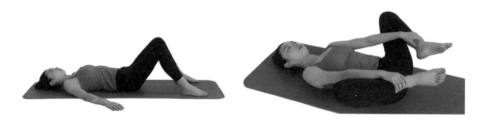

五、放松训练

1. 腰臀部放松

坐位，抬头挺胸，双手向两侧平举，膝盖微弯曲，一边吐气，一边将单侧的臀部往上抬，吸气放松，两侧交替进行。重复 6~8 次。这个动作可以帮助舒缓腰部及臀部肌肉。

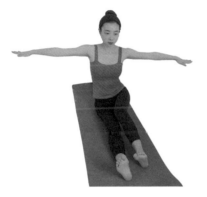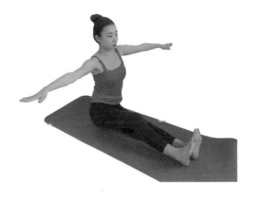

2. 骨盆放松

坐位，抬头挺胸，屈髋屈膝，双手握住脚踝，自然呼吸，双腿膝盖缓慢上下挥动，重复 10~20 次。注意：在这个过程中要保持背部挺直，不要让身体向腿部靠近，上下挥动的范围尽量最大。

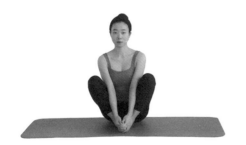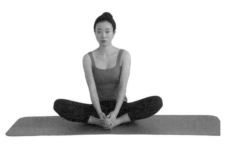

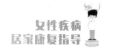
第十一节　小故事分享

故事一

　　家住农村的吴阿姨今年52岁，绝经1年，经常会有突发的全身发热、多汗，还动不动就爱发脾气。最近倒是开心了不少，前几个月家里添了个孙子，乐得合不拢嘴。可是吴阿姨发现有时候一抱孙子，尿液就不受控制地流出来，尤其较长时间没有上厕所的情况下，在去上厕所的途中，尿就流到了内裤上。经常找不到合适的场地更换湿的内裤，到哪都有一股尿骚味。外阴部还因为尿液的长时间刺激长出了湿疹，简直苦不堪言，都想和孙子一样垫尿不湿！更痛苦的是，晚上也要起来4~5次上厕所，整个人都无精打采的。吴阿姨担心自己得了重病来到医院就诊，在周转好几家医院治疗了一段时间，吃了很多药，也没有明显好转。

　　最后到了我们这里，详细询问病史并做了相关检查。诊断为：①更年期综合征；②混合性尿失禁。我们向吴阿姨仔细地解释：她这个年龄阶段由于卵巢功能衰退，内分泌功能紊乱，卵巢分泌的雌激素减少，导致经常突发的全身发热、多汗，还动不动就爱发脾气等，这都是由于雌激素波动引起的更年期反应。尿失禁是因为怀孕生孩子的时候导致了盆底肌损伤，而那时候根本就没有现在先进的盆底、产后康复设备来修复损伤的盆底肌，加上盆底康复意识缺乏，未及时预防；到了更年期绝经后激素水平下降，盆底肌肌力进一步减弱，这些问题就不可避免地出现并逐渐加重。针对吴阿姨这种情况，我们为她量身定制了康复治疗计划：①记排尿日记（记录每日饮水量、时间、排尿量）；②行为治疗（规律饮水、定时排尿）；③盆底肌康复治疗一疗程（电刺激＋生物反馈15次，30分钟/次）；④针灸治疗一疗程共15次（前5次连续5天治疗，后10次隔日1次）；⑤家庭自我盆底肌运动训练；⑥家庭康复器的锻炼（阴道哑铃放置阴道内收缩－放松20分钟/次，进一步强化盆底肌）；⑦心理治疗配合自我放松疗法。最终经过25天系统化治疗，吴阿姨不

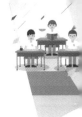

仅能很好地控制住自己的小便，在用力咳嗽、提重物、爬楼梯的时候不再漏尿，每天起夜的次数逐渐变少，而且情绪也得到了很大改善，天天乐呵呵地带着小孙子。

现在吴阿姨在家坚持做盆底肌运动训练，配合盆底肌康复器治疗。定期来我们这里复查，情况越来越好，逢人便说"盆底康复好"！

故事二

刘阿姨今年58岁，从单位退休3年。如今儿女成家立业后都不在身边，喜欢跳舞的刘阿姨平时都喜欢在晚餐后去广场上跳舞。可是，近1年来刘阿姨发现每次跳完舞后有小腹下坠感，会阴部有一异物脱出，行走时与内裤摩擦，感觉非常难受；睡觉后下坠感好转，异物又回去了。想着一定是太累了，也没太在意。近半年来症状加重，到社区医院妇产科看了多次，医生说是子宫脱垂，宫颈口轻度糜烂。给她开了口服和外阴清洗的药物，并建议她到上级医院治疗。刘阿姨到了我们医院就诊，诊断为子宫二度脱垂，建议尽快进行康复治疗。如果康复治疗效果不理想，还要手术治疗。刘阿姨听到医生这么一说，一下子傻眼了。

在治疗前医生系统地向她解释了子宫脱垂的原因及表现：因为盆底肌松弛，肌肉无力导致子宫向下脱垂，宫颈经阴道下降至阴道口，而活动时会加重脱垂，导致宫颈反复在内裤上摩擦造成宫颈糜烂。康复的目的：一是通过高科技的盆底肌康复器刺激盆底肌的收缩来强化盆底肌群，二是采用阴道紧致仪器修复阴道。同时为她制订了个性化康复治疗计划：①短时间内避免跳跃、用力咳嗽等增加腹压的运动；②盆底康复治疗一疗程（电刺激＋生物反馈15次，30分钟/次），强化盆底肌肌力，恢复盆底正常的支撑；③针灸治疗一疗程，共15次（前5次连续5天治疗，后10次隔日1次），配合中药熏蒸一疗程，共15次（隔日1次）；④家庭盆底电刺激治疗仪治疗（每日1次或隔日1次，30分钟/次）；⑤每天在家进行盆底肌运动训练（按照医生制订的方案进行锻炼）。

经过3个月规律的院内康复，回家后并按照我们制订的康复方案自行锻炼3个月后复诊，刘阿姨反映在行走时再也没有异物脱出来，能像往常一样跳舞了。通过我们系统的评估，发现与治疗前对比，盆底肌肌力达到了 4 级，子宫位置上移了 4 厘米，宫颈糜烂消失。

刘阿姨的康复训练很成功，避免了手术的痛苦，生活又恢复如初。

故事三

29 岁的张女士，安徽人，媒体工作者，气质优雅；头胎顺产生了个女儿，二胎顺产生了个儿子。在二胎月子里就发现了屁股痛，不能正着坐，但没在意，以为过了月子就会好。一晃两个月过去了，丈夫提出同房的请求，她勉强同意了。在同房过程中，整个阴道疼痛难忍，无法继续下去，从此害怕过夫妻生活。为这个问题，她到了当地很多医院，吃药治疗没有好转，焦虑和抑郁悄悄爬上她的心头……

张女士经朋友介绍找到了我们，当时张女士是愁容满面。我们认真听了她的倾诉。在检查时发现：她会阴部左侧靠阴道口 2 厘米处有条索状硬结，触之疼痛剧烈，而且在坐位时这个部位也会疼痛，只能半边屁股落座。我们分析这是分娩时盆底肌损伤没有及时修复导致的。结合她的情况，制订了以下治疗计划：①阴道手法按摩放松，手指缓慢进入阴道内，从疼痛的部位周围慢慢开始按摩放松，再到痛点按摩，每次 10~15 分钟，每日 1 次，并且教会她老公操作；②盆底康复治疗一疗程（电刺激＋生物反馈 15 次，30 分钟/次，隔日 1 次）；③家庭脱敏治疗，在盆底康复治疗结束并阴道疼痛缓解后，回家进行脱敏治疗。脱敏治疗方法是：嘱张女士老公尝试在同房前先进行手法按摩放松，等张女士学会放松盆底肌，慢慢消除心理紧张等因素后再进行同房，同房时动作要轻柔。

经过 15 次手法治疗后张女士阴道口条索状硬结消失；经过两个疗程的盆底康复治疗后，张女士在我们的鼓励下尝试着同房后发现痛感消失了。半年后回访，张女士开心地告诉我们，现在和老公同房没有任何的不适。

（曾小玲　石汝婷　姜凌辉　王昭君）

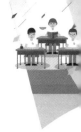

第七章　盆底肌松弛了，在家怎么练
——盆底肌居家运动训练方案

第一节　盆底肌居家运动训练概述

本书前面章节都有提到盆底肌运动训练，其他章节未做详细说明，本章重点阐述具体训练方法。

我们已经知道，不管是年龄、怀孕、分娩、长期慢性咳嗽、便秘，还是各种妇科手术等因素，均可导致盆底神经和肌肉的损害，出现盆底松弛、薄弱、无力等致二便失禁、子宫脱垂、阴道松弛、盆腔疼痛、性生活问题等，出现这些情况，尽早进行盆底肌运动训练是必不可少的。而且必须循序渐进、持之以恒。但有的人会讲，我现在啥问题没有，盆底肌运动训练有必要吗？回答是肯定的、是非常有必要的。大家应该知道，疾病的预防比有问题了再来治疗更重要。

大家从第一章已经知道，盆底肌是由多条多层肌肉叠合而成，而且肌肉的长度、收缩方向、形状也各有不同。另外，这些肌肉不像身体其他部位的肌肉，我们无法通过改变关节角度和给予负重阻力来直观的强化它们，无法用肉眼观察盆底肌的收缩运动情况，因此在家自我运动训练时更要集中精力来帮助强化训练。如果在家无法找到正确的训练方法，建议到医院在医生指导下训练。

通过强化盆底肌，增加身体其他部位肌肉力量，帮助维持姿势、稳定动作、缓解各部位疼痛。每个年龄阶段均可以训练，没有任何副作用，可作为治疗和预防的有效手段。

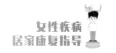
第二节　不同体位盆底肌居家运动训练细则

一、盆底肌居家运动训练用力方法

1.盆底肌收缩模式

以最大力气的 40%~60% 收缩 5~10 秒，慢慢放松，休息 5~10 秒；重复 30~50 次，每日训练 2~3 组。以最大力气的 60%~90% 快速连续收缩 5 次（每秒收缩 1 次），休息 10 秒，重复 30~50 次，每日训练 2~3 组。注意：该训练要循序渐进，初次训练者可从每次收缩 10 次开始，逐步增加到规定量维持治疗，持之以恒才能使盆底深层及浅层肌肉保持在良好状态。

2.想象盆底肌收缩

想象正在厕所排尿，然后忽然收紧尿道周围肌肉把尿液憋住的感觉，可以帮助我们找到盆底肌，并正确有效地收缩盆底肌；边想象边尝试收缩，若是能感觉到盆底肌在运动，就表示运动是正确有效的。但应注意：实际排尿时，不要经常性的故意收紧肌肉中断尿液排出（偶尔尝试几次无妨），否则会造成日后的排尿问题。

3.体位选择

可采用站、坐、卧任意体位，排空尿液后做缩紧阴道、肛门的动作，建议尝试不同的姿势，找到最能感觉到肌肉运动的体位后，再进行快速收缩和持久力训练。

二、不同体位下盆底肌收缩训练

（1）自然站立时，双腿张开与骨盆同宽，集中注意力，让盆底肌微微运动，找到阴道和肛门夹住重物的感觉。注意：大腿与臀部肌肉放松。

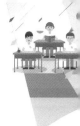

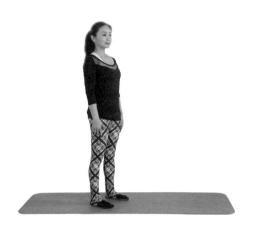

（2）面向墙壁，双手摸着墙壁，想象自己坐在椅子上，腰背伸直微微下蹲。将意念集中在骨盆上，让盆底肌收缩，找到肌肉运动的感觉后，放松腹部，继续盆底肌运动。注意：若蹲太低，大腿与臀部就会收缩用力，其他肌肉就会带动盆底肌，应保持臀部斜往后突出的姿势。此动作也可以背靠墙壁进行。

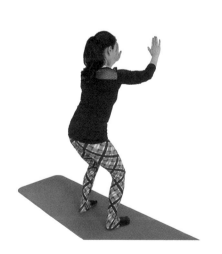

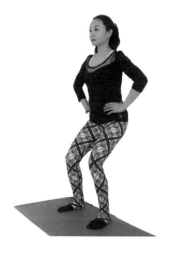

（3）坐位，双手抱膝，利用情境想象方式，将意念集中在盆底肌上，

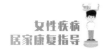
放松腹部，膝盖保持原来姿势进行肌肉收缩训练。

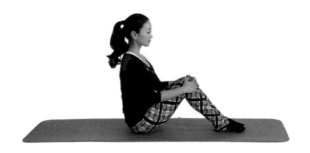

（4）坐在椅子上，身体不要靠着椅背，双腿放松张开约一个拳头宽。利用情境想象方式，肌肉收缩时，感觉肛门周围往椅面上方抬起，肌肉放松时，感觉肛门周围向椅面贴近。注意：运动时肩膀保持自然放松，大腿和臀部不能用力。

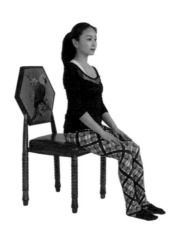

（5）骨盆底对准毛巾坐下，双腿尽力往外张开。将意念集中在骨盆上，利用情境想象的方式，让盆底肌运动。运动时想象盆底肌把毛巾往身体里面抓。注意：脚尖和膝盖面向同一个方向，膝盖不要往内侧或外侧偏，大腿也不要用力，只要轻松打开即可。

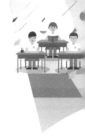

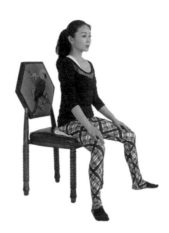

（6）倚靠墙壁，以轻松舒适的姿势坐下，双腿屈膝张开与肩同宽，膝盖不要往内侧靠拢。将意念集中在盆底部位，让盆底肌运动。注意：腹部、臀部、腿部肌肉完全放松。

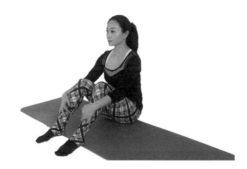

（7）盘腿坐位，背部伸直，利用情境想象方式，将意念集中在骨盆上，让盆底肌运动。注意：运动时放松腹部、臀部与腿部。

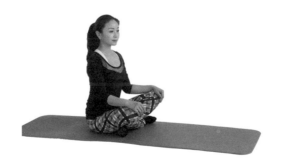

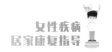
（8）坐位，将手掌置于骨盆底部，中指放于肛门的位置，双腿张开，让盆底肌运动，利用手指感觉肌肉的收缩。注意：腹部与臀部不可用力，如果盆底肌正确用力，那么手掌会感觉到肌肉往上滑动。

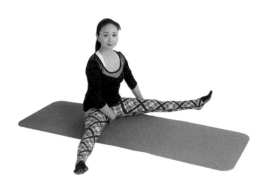

（9）仰卧，屈髋屈膝，双膝张开约一个拳头距离，全身放松，双手置于身体两侧，将意念集中在盆底肌上，通过想象让盆底肌运动。也可以一边感觉盆底肌的运动，一边把单手放在腹部的上方，感觉在盆底肌用力时腹部是放松的。

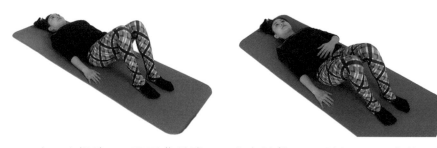

（10）仰卧，双膝屈曲并张开，全身放松，双手打开置于身体两侧，利用情境想象的方式，放松腹部，让盆底肌进行运动。注意：双手放在臀部，检查臀肌是否有收缩，同时请注意不要让膝盖的位置发生改变。

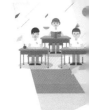

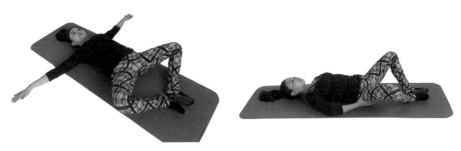

（11）俯卧，双手置于额头上，保持轻松舒适的体位，双腿张开与肩同宽。利用情境想象的方式，让盆底肌运动，使阴道至肛门部位微微有压迫感。注意：不要让腹部抬起离开地面，也不要用力收缩腹部。

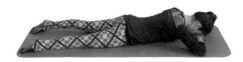

（12）四点支撑体位，将体重均匀地分配到双手与双膝上，利用情境想象的方式，放松腹部，让盆底肌运动。注意：头与躯干始终保持在同一个平面内。

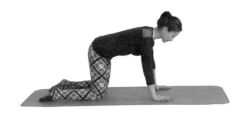

三、健身球上的盆底肌收缩训练

利用健身球具有弹性的特点，将盆底肌贴合在球上，就能够更好地感受到盆底肌的运动，达到强化盆底肌的目的。健身球的选择大小不受限制。

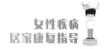

（1）双腿张开坐在健身球上，盆底肌紧密贴合着健身球，在盆底肌收缩时，感觉到球表面恢复原状；放松时，感觉盆底肌的动作传到球表面上。此动作利用健身球的特性，帮助我们再次感知盆底肌的收缩。

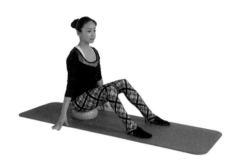

（2）仰卧，双手伸直斜置于体侧，双腿屈髋屈膝用力夹住健身球，将臀部抬起，此时盆底肌做收缩放松运动，夹紧健身球的同时注意力集中盆底肌上，这样做有助于盆底肌运动时不受其他肌肉的动作干扰。

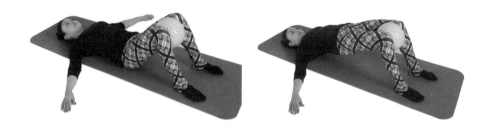

（3）双腿张开坐在瑜伽球上，大腿用力将臀部微微抬起，双手放于膝盖上，用意念控制盆底肌收缩，感觉球表面恢复原状，放松时，臀部坐于球上。

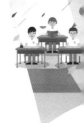

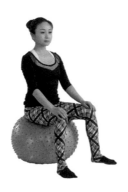

四、通过呼吸训练强化盆底肌

吸气时，腹部向外鼓起，吐气时，腹部尽力回缩让肚脐往脊柱方向靠近，此时，盆腹腔压力增加，骨盆底部压力随之增加，盆底肌需迅速收缩对抗盆腹压力，吸气时放松。此动作可以训练盆底肌在有腹压增加的情况下，反射性收缩的能力，可以在任何体位下进行。

第三节 盆底肌康复器是什么，怎样训练

盆底肌康复器主要用于盆底肌的主动抗阻训练，又称为阴道哑铃，由椎体、胶绳、配重块组成，重量从 20~70 克不等，并根据人体肌力情况设置有 5 个由轻到重的椎体，方便不同肌力人群训练。

使用方式：

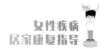
（1）首次使用，用洗手液清洗，干净水彻底冲洗后擦干备用。

（2）仰卧，选择适合自己盆底肌肌力情况的哑铃（肌力 0~1 级选用最轻的哑铃，2 级选用排列第二的哑铃，依此类推）。把大头朝前插入阴道 2~3 厘米，缩紧盆底肌，应感觉到阴道哑铃上升，并使其保持在阴道内，然后进行坐位、站立、行走等不同姿势下的活动，保持哑铃不脱出阴道。

（3）每次训练 15~20 分钟。40 岁以上或产后的女性，应坚持每天训练，其他女性每周 2~3 次即可。

（4）循序渐进的训练方式：选用适合的哑铃，经过下蹲、上下楼、搬重物、咳嗽、跳动等不同活动进行训练。当你感觉到哑铃已经能够控制在阴道内时，更换下一级哑铃继续进行以上训练，直到能使用最重哑铃完成最剧烈的活动。需要注意的是，为了获得理想的效果，训练不可中断，可以用最重的哑铃坚持训练，才能维持良好的肌肉状态。

（5）阴道哑铃是简单、方便、安全、有效的居家锻炼方式，但在使用过程中要注意：每次使用前用水和洗手液清洗，使用后清洗干净并存放在通风干燥处，不可暴晒；发现变色、形状改变或裂缝即刻停用；使用中如发生胶绳脱落，建议采用蹲姿，轻轻用力将哑铃排出。另外，产后恶露未排干净及月经期禁用，不可在泌尿道、阴道出现炎症、过敏时使用。

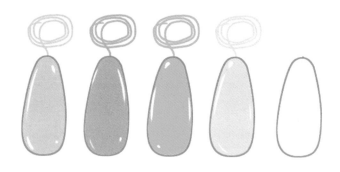

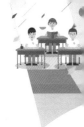

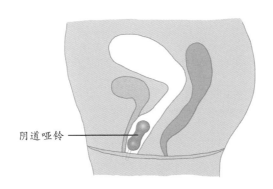

阴道哑铃——

第四节　盆底肌居家运动训练注意事项

（1）环境选择：在家训练时，要注意安全，不要在无保护的床上进行，可铺瑜伽垫在地上进行训练。

（2）运动强度：训练至有疲劳感但第 2 天疲劳很快消失为宜。

（3）运动频率：每天运动训练 1~2 次，每次 20~30 分钟，可以分组训练，组间休息 1~2 分钟，每周 4 次以上。

（4）注意心血管反应：做用力收缩动作时常容易错误憋气，对心血管造成额外负担，因此有高血压、冠心病或其他心血管疾病者应禁忌在运动时过分用力或憋气。

（王昭君　胡　芳　严文广）

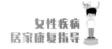

参考文献

[1] 谢幸，苟文丽．妇产科学 [M]．第 8 版．北京：人民卫生出版社，2013.

[2] Giulio A. Santoro，Andrzej P. Wieczorek，Clive I. Bartram. 盆底疾病：影像学及多学科临床实践 [M]．丁曙晴，王建六，陈忠，译．北京：人民卫生出版社，2013.

[3] 乐杰．妇产科学 [M]．第 7 版．北京：人民卫生出版社，2008.

[4] 熊庆，王临虹．妇女保健学 [M]．第 2 版．北京：人民卫生出版社，2014.

[5] 华克勤，丰有吉．实用妇产科学 [M]．第 3 版．北京：人民卫生出版社，2013.

[6] 丰有吉，沈铿．妇产科学 [M]．第 2 版．北京：人民卫生出版社，2013.

[7] 江红．妇科手术后预防下肢深静脉血栓的护理措施 [J]．中国药物与临床，2013，13（10）：1377-1378.

[8] 徐惠成．妇科恶性手术后排尿功能障碍的预防与处理 [J]．实用妇产科杂志，2014，30（9）：653-655.

[9] 周甘雨．呼吸训练对妇科恶性肿瘤根治术后膀胱功能的影响 [J]．癌症进展，2016，14（2）：172-174.

[10] 孙然，张通．虚拟现实技术在脑卒中患者平衡功能康复的应用 [J]．中国康复理论与实践，2014，1（20）：37-39.

[11] 林蓓蓓，祖月娥，范幸，等．仿生物电刺激联合生物反馈治疗女性产后性功能障碍的疗效分析 [J]．中国性科学，2016，25（3）：62-64.

[12] 廖秦平，李婷．女性性功能障碍的定义及分类 [J]．国际妇产科学杂志，2013，40（5）：395-398.

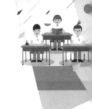
[13] 姜卫国，袁苗，王京晨 . 女性性功能障碍的康复治疗 [J]. 中国计划生育和妇产科，2016，8（8）：7-10.

[14] 范祎，黄柳，范瑾，等 . 手法按摩联合仿生物电刺激治疗性交疼痛的临床研究 . 深圳中西医结合杂志，2016，26（11）：58-59.

[15] 叶然，张爱霞，姜荣荣，等 . 艾灸治疗肾阳虚型女性性功能障碍的临床研究 [J]. 时珍国医国药，2014，25（11）：2700-2702.

[16] 徐喜珍，戴琼 . 子宫肌瘤的预防和护理 [J]. 航空航天医学杂志，2013，24（8）：1001-1002.

[17] 王敏，徐凤，张继梅，等 . 早期活动干预对腹式全子宫切除术后患者康复的影响 [J]. 中华全科医学，2010，8（5）：655-656.

[18] 熊艳 . 慢性盆腔疼痛的治疗与现状 [J]. 按摩与康复医学：中旬刊，2010，1（10）：2-3.

[19] 乔友林，赵宇倩 . 宫颈癌的流行病学现状与预防 [J]. 中华妇幼临床医学杂志，2015，11（2）：1-6.

[20] 黄小英，陈舒飞，黄小梅，等 . 多元化疼痛干预对宫颈癌患者术后影响分析 [J]. 齐齐哈尔医学院学报，2015，36（18）：2753-2754.

[21] 林仲秋，王丽娟 . 子宫内膜癌相关危险因素及预防 [J]. 中国实用妇科与产科杂志，2010，26（9）：657-660.

[22] Thomson CA，Crane ET，Wertheim BC，et al. Diet quality and survival after ovarian cancer：results from the women's health initiative [J]. Journal of the National Cancer Institute，2014，106（11）：314-322.

[23] Walker GJ. Pelvic organ prolapse and incontinence in developing countries：review of prevalence and risk factors [J]. International Urogynecol Joumal. 2011，22（2）：127-135.